AI보다 현명한 부모의 우리 아이 지키기

챗GPT 성교육

**챗GPT 시대 성교육,
제로부터 다시 시작하자!**

이석원 · 김민영 지음

*부모가 먼저
배우고 활용하는
챗GPT 시대
성교육법!*

선과 악이 공존하는 챗GPT,
어떻게 해야 슬기로운 양육자가 될 것인가?

생각하는 힘, 민감성, 공감능력, 책임감 있는
아이로 키우는 현명한 부모의 노하우!

RAON
BOOK

AI보다 현명한 부모의 우리 아이 지키기
챗GPT 성교육

초판 1쇄 인쇄 2024년 9월 23일
초판 1쇄 발행 2024년 10월 7일

지은이 이석원, 김민영

발행인 백유미 조영석

발행처 (주)라온아시아
주소 서울특별시 방배로 180 스파크플러스 3F

등록 2016년 7월 5일 제 2016-000141호
전화 070-7600-8230   **팩스** 070-4754-2473

값 18,500원
ISBN 979-11-6958-125-7 (13190)

※ 라온북은 (주)라온아시아의 퍼스널 브랜드입니다.
※ 이 책은 저작권법에 따라 보호받는 저작물이므로 무단전재 및 복제를 금합니다.
※ 잘못된 책은 구입하신 서점에서 바꾸어 드립니다.

라온북은 독자 여러분의 소중한 원고를 기다리고 있습니다. (raonbook@raonasia.co.kr)

AI보다 현명한 부모의 우리 아이 지키기
챗GPT 성교육

RAON BOOK

프롤로그

끝판왕 '챗GPT'가 초래할
무서운 성문화

"챗GPT는 무섭게 뛰어나다. 인류는 위험할 정도로 강력한 AI로부터 멀지 않았다."

- 일론 머스크

우리는 지금, 이전과는 완전히 다른 시대를 살아가고 있다. 과거 수세기 동안 성문화는 사회적, 종교적, 그리고 문화적 규범에 의해 형성되어 왔다. 그러나 코로나 팬데믹이 촉발한 디지털 혁명의 거대한 물결은 우리의 성문화를 그 어느 때보다 급진적으로 변화시키고 있다. 지금 우리는 그 변화의 소용돌이 속에 서 있다.

이 거대한 변화의 중심에는 '챗GPT'와 같은 AI가 자리하고 있다. 챗GPT는 OpenAI에서 개발한 대화형 인공지능으로, 기존 AI처럼 단순히 정보를 검색해 주는 데 그치지 않는다. 질문에 딱 맞는 답을 문장으로 작성해 마치 사람과 대화하듯 자연스러운 상호작용을 가능하게 한다.

챗GPT는 이전 검색 기록과 대화 내용을 기반으로 맞춤형 여행 코스를 추천해 주는 식으로, 상황에 맞는 답변을 제공한다. 미래에는 챗GPT가 개인 비서처럼 우리의 일상과 작은 습관까지 체계적으로 관리하게 될 것이다. 영화 〈아이언맨〉 속 AI 비서 '자비스'를 떠올리면 된다. 챗GPT는 마치 AI의 정점을 찍은, 모든 것을 다룰 수 있는 '끝판왕' 같은 존재가 될 것이다.

이처럼 챗GPT와 같은 AI 기술을 생각하면 삶을 더 풍요롭게 만들어 줄 긍정적인 측면만 떠올리기 쉽다. 하지만 그 이면에는 엄청난 부작용도 존재한다. 가장 큰 위험 중 하나는 AI가 무분별하게 자극적이거나 잘못된 콘텐츠를 끊임없이 만들어낼 수 있다는 점이다. 더 심각한 문제는 우리 아이들이 그 과정에 주도적으로 참여하는 것이다.

챗GPT는 방대한 데이터를 학습해 작동하는데, 그중에는 성적인 콘텐츠도 다수 포함되어 있다. 문제는 이러한 성적 콘텐츠가 종종 왜곡된 시각을 심어주거나, 잘못된 성적 행동을 부추길 수 있다는 것이다. 이러한 부작용은 이미 여러 차례 지적되었고, 그로 인한 문제도 많이 보고되었다. AI 기술의 발전은 우리에게 많은 편리함을 제공하지만, 동시에 상상치 못한 심각한 위험을 불러올 수도 있다. 그리고 최근엔 정말 심각하고 끔찍한 사건이 발생했다. 바로 '딥페이크 성범죄'다.

■ 세상을 경악하게 만든 '딥페이크 성범죄' 가해자 70%가 10대!

최근 발생한 딥페이크 성범죄 사건은 우리 사회에 큰 충격을 던졌다. '딥페이크'는 '딥러닝(Deep Learning)'과 '가짜(Fake)'의 합성어로, AI 기술을 이용해 가짜 이미지나 오디오, 영상을 만들어내는 기술을 말한다. 특히 이 기술은 사람의 얼굴을 성적인 이미지나 영상에 합성해, 마치 실제로 그런 행동을 한 것처럼 꾸며낸다.

문제는 딥페이크 기술이 이제 누구나 쉽게 접근할 수 있을 만큼 대중화되었다는 점이다. 간단히 다운로드 가능한 소프트웨어와 스마트폰 앱만 있으면 누구나 딥페이크를 제작할 수 있다. 디지털 기기에 익숙한 청소년들이 이 기술을 이용해 범죄를 저지르는 사례가 급증하고 있다. 친구나 선생님을 대상으로 성적 이미지를 합성해 유포하는 일도 빈번히 벌어지고 있다.

경찰청 통계에 따르면, 2021년 이후 딥페이크 관련 범죄로 검거된 461명 중 70% 이상이 10대 청소년이었다. 피해자의 60% 역시 10대였으며, 청소년들이 가해자와 피해자 양측에 서 있는 이 현실은 더욱더 충격적이다.

딥페이크 성범죄의 대상은 이제 가족으로까지 확산되고 있다. 엄마, 누나, 여동생, 사촌 등의 사진이 딥페이크 성착취물에 사용되고 있다. 한 텔레그램 단체 채팅방에서는 2,000여 명이 가족사진을 공유하며 불법 합성물을 만들었다. 한 참여자는 "엄마 사진을 공유하니, 마치 영웅이 된 것 같아 뿌듯하다"라며 믿기 힘든 충격적인 말을 내뱉었다. 심지어 자는 여동생을 성추행한 후 이를 불법 촬영해 텔레그램에 공유하거나, 수면제를 사용해 성추행 및 성폭행을 저지르는 끔찍한 범죄 사례도 보고되고 있다.

현재 전국적으로 '딥페이크 공포'가 확산되고 있으며, 이는 단순한 개인의 문제가 아닌 사회적 재난으로 번지고 있다. 생성형 AI 도구인 챗GPT와 같은 딥페이크 기술이 이렇게 쉽게 범죄에 악용되는 상황에서, 우리는 이를 방지할 적절한 대응책을 마련하지 못하고 있다.

AI 기술의 발전은 이제 아이들이 단순히 성적 영상물을 보는 것을 넘어 직접 제작하는 단계에 이르렀다. 모두가 '제작자'이자 '소비자'가 되는 어두운 현실이 펼쳐지고 있다. 미국《월스트리트저널》은 "가짜 성적 영상물을 생성하고 유포하는 세계적인 문제의 중심이 한국"이라고 경고했고, 영국 BBC는 "한국이 딥페이크 성적 영상물 비상사태에 직면했다."라고 분석했다.

상황이 점점 심각해지자, 대통령은 "딥페이크 성범죄를 철저히 뿌리 뽑아야 한다"라며 범정부적 대응을 촉구했다. 정부는 딥페이크 성범죄의 심각성을 국가 재난 수준으로 판단하고 있다.

● 지금 당장 시작해야 할 챗GPT 시대 성교육

우리와 같은 전문가들은 AI가 이끄는 챗GPT 시대에 걸맞은 성교육과 제도를 준비하지 않으면 큰 재앙이 올 것이라고 지속해서 경고해 왔다. 하지만 그 경고는 대안을 마련하지 못한 채 이미 현실이 되었다. 이 책의 저자들은 지난 책《지금 해야 늦지 않는 메타버스 성교육》,《이제는 피할 수 없는 메타버스 성교육》에서 딥페이크의 위험성을 강조하며, 정부, 기업, 기관, 학교, 그리고 양육자 모두가 한마음으로 대비해야 한다고 촉구했다.

그러나 지금까지 우리는 무엇을 했는가?

텔레그램 N번방 성착취 사건 이후에도 오히려 성교육을 축소하고 보수적인 입장을 취했다. 그로 인해 서울대, 인하대 등 딥페이크 성착취 사건은 끊이지 않았다. 수년간 전 국민을 충격에 빠뜨린 엄청난 성착취 사건이 있었으나 제대로 된 대책은 없었다. 이번 '딥페이크 성범죄'도 예견된 참사였다. 임시방편 성교육과 제도로는 문제를 해결할 수 없다. 언제까지 '소 잃고 외양간 고치기' 식의 대응을 할 것인가?

이제 우리 사회 모두가 이 문제의 심각성을 깨닫고, 챗GPT 시대에 발생하는 성범죄에 적극적으로 대응해야 할 때다. 성교육, 법적 규제, 기술적 대응을 아우르는 종합적인 대책이 시급하다. 이는 단순한 기술 문제가 아니다. 우리 모두의 안전과 존엄을 위협하는 심각한 범죄임을 명심해야 한다. 더 이상 방관하면 안 된다.

성범죄가 발생할 때마다 법적 처벌을 강화하자는 목소리가 높다. 하지만 법만 강화한다고 근본적인 문제가 해결될까? 법적 제재를 강화하더라도, 기술 발전은 이를 앞질러 새로운 범죄 수법을 만들어낼 것이다. 법은 기술의 속도를 따라가지 못할 뿐만 아니라, 법이라는 것 자체가 일이 터진 후의 대응책이다. 그러므로 우리 아이들을 지키는 방법은 오직 새로운 시대에 맞는 성교육을 통해 예방하는 것뿐이다.

아이들이 가장 많은 영향을 받는 곳은 바로 '가정'이다. 성교육도 국·영·수처럼 양육자가 반드시 관심을 가져야 하는 중요한 주제다. 가정에서의 성교육을 통해 아이들이 성에 대한 분별력과 판단력을 기를 수 있도록 해야 한다.

이제 기존의 성교육을 넘어, 개별 맞춤형 챗GPT 성교육 프로그램을 도입해 성교육 방식을 새롭게 설계해야 한다. 변화하는 세상에 맞춰 '성교육의 방식'도 변화해야 한다. 기존 성교육만으로는 챗GPT가 이끄는 AI 세상에서 5G 속도로 학습하는 아이들을 절대 따라잡을 수 없다.

성교육을 '제로'부터 새롭게 설계해야 한다. 성교육의 목표, 계획, 실천 방법을 챗GPT 시대에 맞게 재설정해야 한다. 단순한 생물학적 성교육을 넘어, 인간에 대한 존중과 가치를 키우는 인성교육과 인권교육을 기반으로 한 성교육이 필요하다. 이러한 인성교육과 인권교육을 챗GPT 기술에 적용해 새롭게 준비해야만 챗GPT 시대에 아이들이 안전하게 활동할 수 있을 것이다.

● **챗GPT 성교육 혁명이란?**
● ● ● ● ● ● ● ● ● ●

이 책은 세 가지 주요 특징을 가지고 있다.

첫째, 챗GPT라는 기술과 그 기술이 바꿀 문화에 대해 처음 접하는 사람이나 익숙하지 않은 이들도 쉽게 이해할 수 있도록 명료하게 설명한다.

둘째, 챗GPT가 성문화에 미치는 영향과 성폭력 문제의 심각성을 다양한 사례를 통해 구체적으로 다룬다.

셋째, 이러한 문제를 해결하기 위해 챗GPT 시대에 맞는 새로운 성교육 패러다임을 제시한다.

1장에서는 챗GPT의 개념과 왜 전 세계가 이 기술에 주목하는지에 대해 상세히 소개한다.

2장에서는 챗GPT가 우리의 삶과 문화에 미치는 막대한 영향과 지금 당장 성교육이 필요한 이유를 설명한다.

3장에서는 챗GPT로 인해 발생할 수 있는 심각한 성문제들을 분석하고 그 위험성을 폭로한다.

4장에서는 양육자가 챗GPT에 끌려다니지 않고 자녀에게 주도적으로 성교육을 할 수 있는 방법을 안내한다.

마지막으로 **5장**에서는 아이들이 챗GPT에만 의존하지 않고, 스스로 분별력과 판단력을 기를 수 있도록 돕는 방안을 제시한다.

이 책은 '전 세계 최초로 챗GPT와 성교육을 유기적으로 연결한 책'이다. 챗GPT와 성문화를 깊이 있게 이해하고 변화할 세상을 이해하도록 돕는다. 또한, 챗GPT 시대에서 자녀의 성문화 현주소를 파악하고, 양육자가 아이들과 더 깊은 관계를 맺을 수 있는 현실적인 성교육 방법을 제공한다.

이 책의 내용을 실생활에 적용하기 전에, 기본적인 성지식과 성교육 방법을 탄탄히 준비하는 것이 중요하다. 성지식과 성교육 방법에 대한 기초를 다지고 싶다면,《세상 쉬운 우리 아이 성교육》,《아들아 성교육 하자》,《딸아 성교육 하자》,《알성달성 우리 아이 성교육》등의 책을 먼저 꼭 읽어보길 권한다. 덧붙여 IT 기술의 발전에 따른 성교육 방법을 알고 싶다면《지금 해야 늦지 않는 메타버스 성교육》,《이제는 피할 수 없는 메타버스 성교육》을 읽어보아야 한다.

● 마지막 경고다! 지켜만 보지 말고 '행동'하라

아직도 성교육은 때가 되면 자연스럽게 알게 되는 것이라 생각하는가? 이제는 그 생각이 얼마나 위험한지 뼈저리게 깨달아야 한다. 문제는 한두 번 발생했을 때는 실수로 볼 수 있지만, 같은 실수가 반복된다면 그것은 실수가 아니라 큰 잘못이라는 점이다. 솔직히 말해서, 이는 무책임하고 어리석은 행동이다. 정부, 기업, 사회, 그리고 양육자 모두가 이러한 무지와 무행동을 계속한다면, 결국 그 피해는 아이들이 감당해야 될 것이다.

챗GPT의 영향력은 상상을 초월할 만큼 강력하고 파괴적이다. 우리는 AI가 우리 사회에 미칠 무시무시한 결과를 더 이상 외면하지 말고 직시해야 한다. 딥페이크 성범죄조차 앞으로 발생할 문제들의 시작에 불과하다. 챗GPT는 사용자와의 대화를 학습하며 그들의 성적 취향과 폭력성을 더욱 정교하게 파악하고 반영할 수 있기 때문이다.

챗GPT와 같은 AI의 본질은 결국 그것을 만든 인간의 마음에서 비롯된다. 인간이 가진 가장 폭력적이고 어두운 면을 극대화할 수 있기 때문에, 우리는 지금이 '마지막 기회'라는 점을 인식해야 한다. 더 이상 눈을 감고 있어서는 안 된다. 챗GPT가 성문화에 미치는 강력한 영향을 인정하고, 구체적이고 실질적인 대책을 마련해야 한다. 그렇지 않으면, 우리는 서로를 파괴하는 폭력과 사회적 붕괴의 길로 들어서게 될 것이다.

바로 지금, 우리는 '행동'해야 한다. 우리는 이 새로운 시대의 성교육에 대해 책임을 지고, 건강하고 안전한 성문화를 구축하기 위해 전력을 다해야 한다. 우리의 미래는 지금 하는 선택에 달려 있다.

21세기의 혁신가인 일론 머스크는 이렇게 말했다.

"우리는 인류가 직면한 가장 큰 문제를 해결하기 위해 지금부터 '전력'을 다해야 한다. 그렇지 않으면 재앙은 피할 수 없다. 우리가 지금 '행동'하지 않으면, 미래는 훨씬 더 위험하고 불확실할 것이다."

챗GPT 시대, 우리는 이 기술의 파급력에 맞서 현명한 양육자와 어른이 되어야 한다. 성교육에 '전력'을 다해 '행동'하여 성공적인 대응을 해야 한다. 이 책이 가정과 사회를 더 행복하고 안전하게 만드는 길라잡이가 되기를 진심으로 바란다. 이제 함께 준비하고, 행동하는 여정을 시작해 보자!

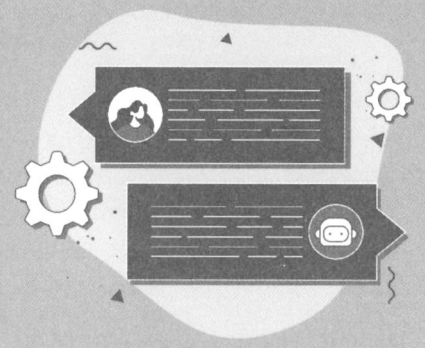

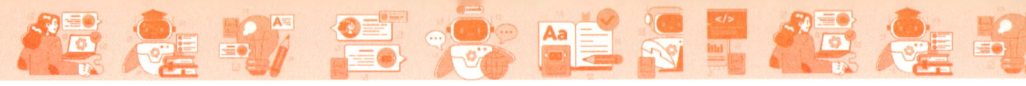

차 례

• **프롤로그** 끝판왕 '챗GPT'가 초래할 무서운 성문화　　　　　004

Chapter.1
선과 악이 공존하는
챗GPT

- 세상을 들썩이는 게임체인저, '챗GPT'가 도대체 무엇인데?　　023
- 빅테크 제국 '구글, 애플, 메타'를 뒤흔든 챗GPT　　030
- 귀염둥이가 된 메타버스　　036
- 챗GPT는 억울해!　　043
- 믿었던 챗GPT의 배신, 거짓말을 한다고?　　050

Chapter.2
챗GPT가 바꾸는 문화

- 문제는 챗GPT가 아니라 삶의 대전환 　　　　　　　　　　059
- 원하는 것이 무엇이든 결과를 주는 챗GPT 　　　　　　　066
- 챗GPT로 인해 사라지는 것들 　　　　　　　　　　　　072
- 질문의 힘, 챗GPT가 제공하는 천국과 지옥의 문턱 　　079
- AI 시대, 성교육 제로부터 다시 시작해야 한다 　　　　085

Chapter.3
챗GPT가 초래할 성문화

- 끔찍한 딥페이크, 보기만 했던 아이, 제작하는 아이로   095
- 이토록 간단하게 만든다고? 오픈AI Sora   101
- 영화 〈Her〉의 현재화, 이제 챗GPT랑 연애한다   107
- 성적 취향과 판타지를 충족시키는 챗GPT 위험성   113
- AI 성인용 챗봇으로 성착취하는 세상   119
- 성범죄자가 당신의 얼굴과 목소리로 아이들을 현혹한다   126

Chapter.4
챗GPT에게 먹히지 않는 양육자 되기

- 기술을 믿지 마라. 아이를 믿어라   135
- 챗GPT가 변화시킬 사회를 먼저 배우고 활용하고 알려줘라   142
- 공부보다 인성교육, 성교육을 중요하게 생각하라   148
- 아이의 안전을 최우선으로 여겨라   155
- 성교육의 기본, 그 위에 챗GPT 성교육을 디자인하라   162

Chapter.5

챗GPT를 다스리는 아이 만들기

- 생각하고 분별하는 힘이 있는 아이   175
- 민감성(감수성)을 가진 아이   183
- 공감능력이 뛰어난 아이   190
- 자신의 말과 행동에 책임지는 아이   197
- 사회에 기여하는 아이   204

- **에필로그 1** 한 아이를 바꾸는 것이, 한 세상을 바꾸는 것이다!   210
- **에필로그 2** 부모로서, 어른으로서의 사명감을 가지고…   215

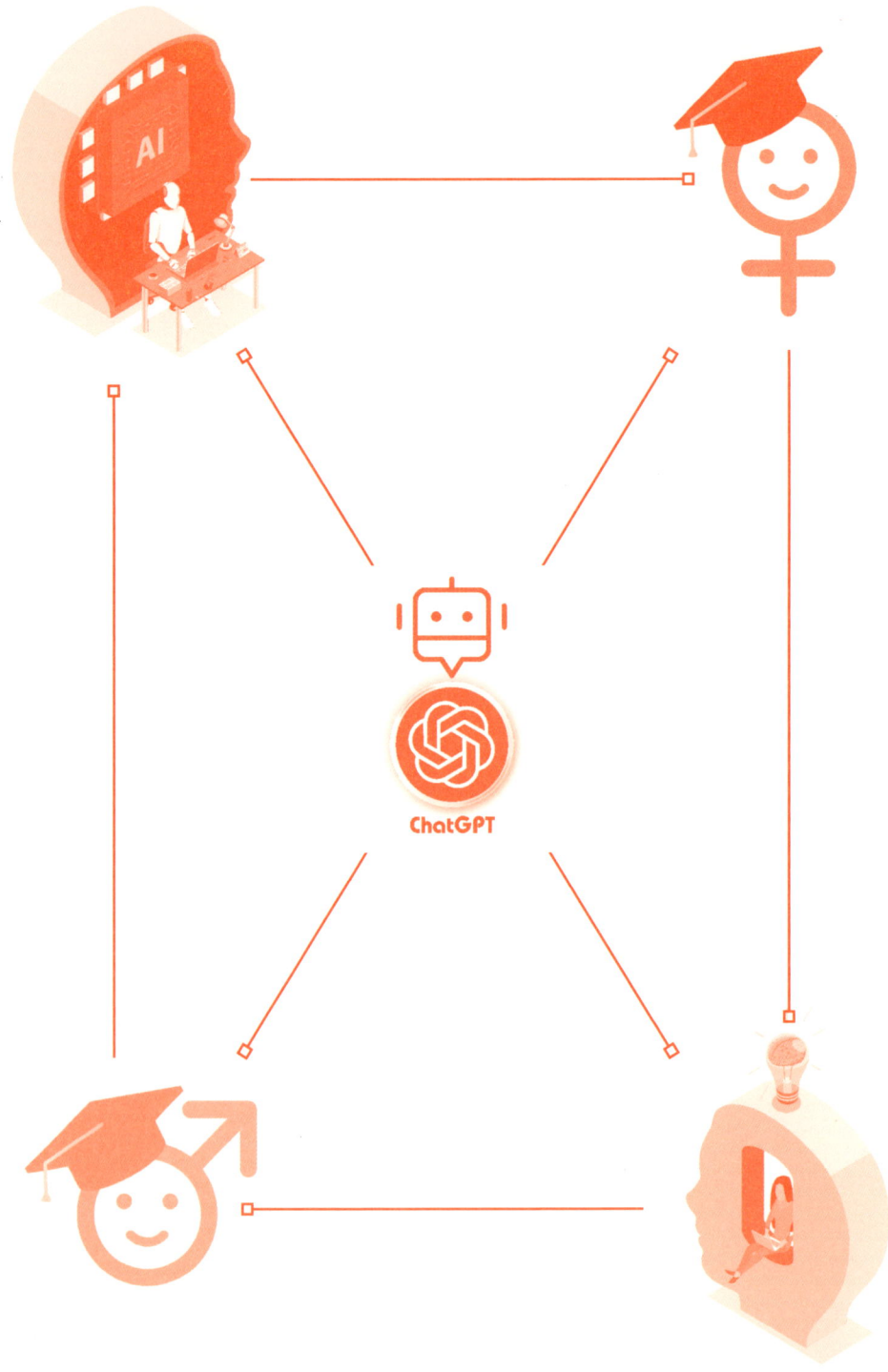

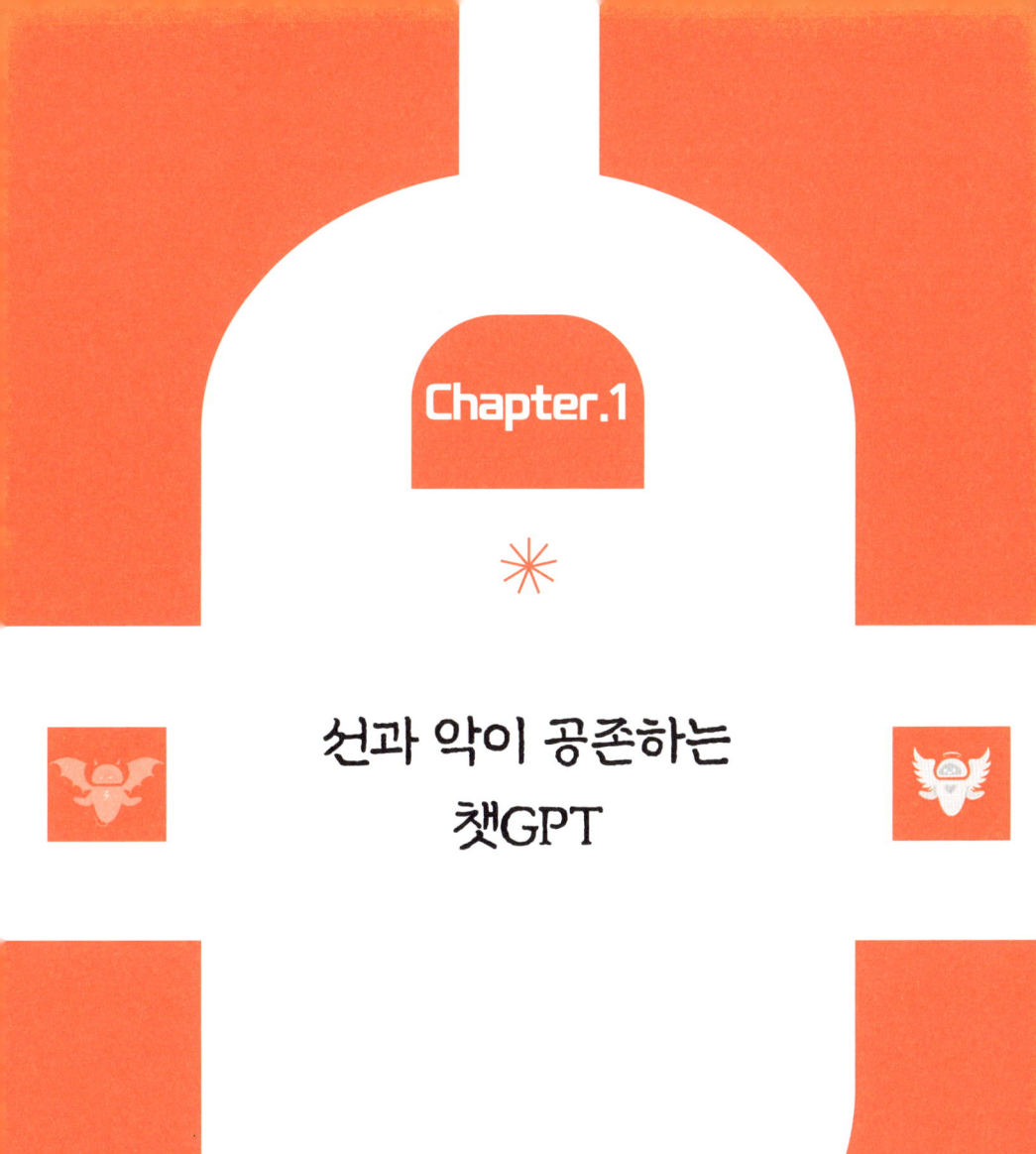

Chapter.1

선과 악이 공존하는 챗GPT

세상을 들썩이는 게임체인저, '챗GPT'가 도대체 무엇인데?

 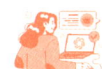

전 세계 사람이 하나같이 '챗GPT'에 감탄하며 열광하고 있다. 우리가 지금까지 상상조차 못 했던 일이 벌어지고 있기 때문이다. 글로벌 금융 기업 UBS 보고서에 따르면, 오픈AI에서 챗GPT를 출시한 지 단 2개월 만에 월 이용자 수 1억 명을 돌파했다. 이는 틱톡이 1억 명의 월간 활성 사용자(MAU)에 도달하는 데 9개월이 걸렸고, 인스타그램은 무려 30개월이 걸렸다는 점을 생각하면 놀라운 성과다.

UBS는 "인터넷 등장 이후 20년 동안 이렇게 빠른 증가율은 처음이다."라고 평가했다. 이처럼 전 세계 수많은 사람이 챗GPT에 관심을 갖고 열광하고 있다는 사실은 이제 부정할 수 없다. 이제는 개인과 기업의 업무, 일상 서비스뿐만 아니라, 산업 전반에 걸쳐 챗GPT와 같은 생성형 AI를 접목하려는 시도가 전방위적으로 확산하고 있다.

매달 약 수백만 건 이상의 대화가 이루어지며, 사람들은 챗GPT를 통해 아이디어를 공유하고, 복잡한 문제를 해결하며, 창의적인 영감을 얻고 있다. 챗GPT의 인기는 단순히 숫자로만 설명되지 않는다. 대화형 AI를 넘어서, 챗GPT는 실제로 'AI 분야의 새로운 게임 체인저(어떤 일에서 결과나 흐름의 판도를 통째로 뒤바꿔 놓을 만한 중요한 역할을 한 인물, 사건, 제품 등을 이르는 말)'로 자리 잡고 있다.

도대체 챗GPT가 무엇이기에 사람들의 관심이 집중되고 열광하게 만든 것일까?

● 챗GPT란 무엇인가?

챗GPT는 OpenAI에서 개발한 대화형 인공지능(AI) 모델로, 'Chat Generative Pre-trained Transformer'의 약자다. 한국말로는 '사전 훈련된 변환기를 장착한 생성형 인공지능 챗봇'이라고 부른다. 여기서 '생성형(Generative)'이라는 의미는 단순히 데이터베이

스에서 검색한 결과를 보여주는 것에 그치지 않는다. 질문에 대해 가장 적합한 답을 문장으로 작성하여 마치 '사람이 직접 응답하는 것처럼' 답을 만들어 낼 수 있다는 점에서 기존 AI와 다르다.

　기존의 AI는 정해진 데이터와 규칙에 따라 작동했지만, 챗GPT는 방대한 양의 텍스트 데이터를 학습하여 맥락을 이해하고 사람과 자연스러운 대화를 할 수 있다. 예를 들어, 사용자가 "오늘 저녁으로 뭐 먹을까?"라고 물으면, 챗GPT는 사용자의 이전 대화를 참고해 "마지막으로 파스타를 드셨으니 오늘은 아시아 요리는 어떨까요? 근처에 새로운 타이 레스토랑이 있어요."라고 제안할 수 있다. 이러한 예시는 챗GPT가 어떻게 상황에 맞는 답변을 제공하며, 인간의 의사소통 방식을 재현하는지 잘 보여준다.

　쉽게 설명하자면, 챗GPT는 디지털 세계의 '만능 비서'와 같다. 이 비서는 사용자가 필요할 때 언제든지 등장하여 지식을 제공하는 학습 파트너가 되기도 하고, 복잡한 문제에 대한 조언을 주는 상담사가 되기도 하며, 심심할 때는 재미있는 이야기를 들려주는 친구가 될 수도 있다. 학생들이나 직장인이 고민하는 숙제, 과제, 자소서도 챗GPT 하나면 단 몇 분만에 해결할 수 있다. 한국 문학계의 거장 황석영 작가는 챗GPT에 대해 "나도 써봤다. 박사 10명을 데리고 일하는 것 같았다. 지난 소설을 썼을 때 챗GPT가 있었다면 날고 기었겠다"라고 말했다.

좀 더 나아가 챗GPT는 영화 〈아이언맨〉의 AI 비서 '자비스'와 비슷하다. 영화에서 자비스는 토니 스타크가 "나에게 잘 맞는 아이언 수트를 만들어줘"라고 명령하면, 창의적이고 획기적인 결과물을 만들어준다. 챗GPT도 이와 유사한 방식으로 인간의 요구를 학습하고, 예측하며, 창의적인 해결책을 제안할 수 있다. 예를 들어, 새로운 제품 아이디어를 제시하거나 마케팅 전략을 수립하는 데 도움을 줄 수 있는 것이다.

● 챗GPT, 인간과 세상의 모든 경험과 연결을 재정의하다

챗GPT는 일반적인 AI와 다르다. 그것은 우리가 알고 있는 모든 것을 뒤집어 엎는 혁신이며, 인간과 기계의 경계를 허물고 세계를 연결하는 새로운 존재다. 챗GPT는 교육에서부터 경제, 예술, 의료, 일자리, 문화, 그리고 일상적인 대화에 이르기까지 우리의 삶 전반에 걸쳐 엄청난 영향을 미치고 있기 때문이다.

2023년 맥킨지 조사에 따르면, 미국 기업의 35% 이상이 이미 챗GPT를 도입하여 고객 서비스와 마케팅, 내부 소통을 혁신하고 있다. 이러한 기업들은 챗GPT를 통해 고객 문의를 자동으로 처리하고, 맞춤형 마케팅 캠페인을 실행하며, 내부 커뮤니케이션을 원활하게 관리하고 있다. 또한, 2024년 미국의 12~18세의 학생 1,000명, 교사 1,000명, 부모 1,000명을 대상으로 한 설문조사에 따르면, 챗GPT에 익숙하다고 밝힌 교사는 2023년 55%에서 75%로, 학생들은 37%에서 75%로 매우 증가했다. 이는 학생과 교사들이 챗GPT를 학습 보조 도구로 활용하고 있으며, 챗GPT가 교육 현장에서 중요한 도구로 자리 잡고 있음을 보여준다.

이는 한국도 마찬가지다. 2024년 5월 기준, 한국의 주간 챗GPT 앱 사용자 수는 약 315만 명에 달했다. 챗GPT의 사용자가 점점 증가하고 있다는 사실은 AI 기술에 대한 높은 관심을 반영한다. 한국 정부는 2025년부터 초·중·고교에 인공지능(AI) 디지털교과서를 도입하려고 추진 중이다. 교육부의 AI 디지털교과서 관련 예산이 2024년에만 총 1조 2,797억원에 이른다.

AI 디지털 교과서가 도입되면 챗GPT를 비롯한 AI 사용량은 압도적으로 증가할 것이다. 이런 변화들은 챗GPT와 AI가 단순히 정보를 제공하는 것을 넘어, 우리의 생각을 읽고, 삶을 변화시키며, 우리가 세상을 바라보는 방식을 근본적으로 재구성하고 있다는 강력한 증거다.

마이크로소프트(MS) 창업자인 빌 게이츠는 "챗GPT와 같은 생성형 AI는 인터넷의 발명만큼 중대한 사건"이라고 말했다. 그는 또한 챗GPT의 발전이 '만능 챗봇' 열풍을 넘어 세상을 바꿀 것으로 전망했다. 챗GPT는 단순한 트렌드가 아니라, 다양한 산업과 개인의 삶을 혁신적으로 변화시키고 있다.

● 챗GPT, 준비하지 않으면 재앙을 맞이할 수 있다

챗GPT는 세상을 바꿀 혁신적인 기술이지만, 잘못 사용하면 큰 위험을 초래할 것이다. 특히 성 콘텐츠와 관련해 무분별한 사용은 문제가 심각하다. 챗GPT는 방대한 데이터를 학습하기 때문에, 예상치 못한 상황에서 성적인 대화나 콘텐츠를 생성할 수 있는 위험이 있다. 실제로, 챗GPT가 부적절한 내용이나 불쾌한 콘텐츠를 생성했다고 보고된 사례도 있다.

예를 들어, 사용자가 성적으로 부적절한 질문을 하면 챗GPT는 그에 맞춰 부적절한 답변을 생성할 수 있다. 이는 윤리적 기준에 맞지 않는 콘텐츠를 만들어낼 수 있다는 문제를 낳는다. 이러한 상황은 우리가 챗GPT와 같은 AI 기술의 사용을 더 잘 관리하고 통제해야 하는 이유다.

이 기술의 위험성을 충분히 이해하지 못한다면, 챗GPT는 잘못된 성 콘텐츠를 생성하거나, 왜곡된 성적 대화를 조장하고, 자극적인 정보를 퍼뜨릴 수 있다. 이는 성교육과 윤리적 기준을 파괴하고, 특히 아이들에게 혼란을 줄 수 있다. 따라서, 우리는 챗GPT와 같은 AI의 사용에 대해 철저히 이해하고, 성 콘텐츠와 성문화에 대한 명확한 윤리적 기준을 세워야 한다. 책임감 있는 사용을 위해 지속적인 성교육과 가이드라인도 필요하다.

인터넷의 아버지인 빈트 서프는 "무책임한 기술 사용은 그 자체로 재앙이 될 수 있다."라고 했다. AI 시대에 긍정적인 가능성을 최대한 활용하려면, 철저한 준비와 책임감 있는 사용이 필수다. 챗GPT의 위험에 대비하지 않으면, 그 혜택 대신 재앙을 맞이할 수 있다. 그러므로 AI와 함께 안전하고 윤리적인 미래를 만들기 위해 지금 준비해야 한다.

빅테크 제국
'구글, 애플, 메타'를 뒤흔든 챗GPT

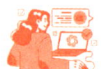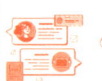

　기술 산업의 정점에 선 빅테크 기업들은 오랜 시간 디지털 세계를 지배해왔다. 구글, 마이크로소프트, 메타, 아마존 같은 거대 기업들은 AI와 데이터 혁신의 선두에서 그들의 영향력을 확대하며 디지털 시대를 주도했다. 이들은 단순한 기업이 아니라, 디지털 시대의 제국을 건설한 왕국이었다. 국내의 네이버, 카카오, 쿠팡 역시 자신들만의 왕국을 구축했다.
　그러나 2022년 말, 이 제국의 심장을 겨냥한 도전장이 던져졌다. 그 주인공은 '챗GPT'였다. 챗GPT는 단순한 AI 챗봇이 아닌, 빅테크의 질서를 뒤흔드는 강력한 변화의 물결이다. 챗GPT는 사용자가 던지는 질문에 놀라운 정확도와 창의성으로 답변을 제공하며, 그 폭발적인 인기는 구글의 검색 엔진, 애플의 생태계, 메타(구 페이스북)의 소셜 네트워크까지 위협하고 있다.

빅테크가 쌓아온 제국의 기둥들이 흔들리기 시작했고, 그들의 권력은 점차 균열을 보이고 있다. 앞으로 어떤 변화가 펼쳐질지 정확히 예측할 수 없지만, 이 거대한 게임의 판도가 달라지고 있다는 점은 분명하다. 그리고 그 중심에는 챗GPT가 있다.

● 전 세계 빅테크 기업의 지각 변동

- 구글의 심장을 뒤흔든 챗GPT

구글은 전 세계 정보 탐색의 절대 강자였다. 하지만 이제 구글의 제국도 챗GPT라는 새로운 도전자를 만났다. 챗GPT는 정보 탐색의 방식을 근본적으로 바꾸며, 구글의 오랜 검색 엔진 왕국에 균열을 일으키고 있다.

2024년 구글의 검색 점유율이 92.58%에서 80.3%로 하락한 것은 우연이 아니다. 챗GPT의 AI 기반 검색은 사용자에게 더 직관적이고 개인화된 결과를 제공한다. 덕분에 챗GPT와 손잡은 MS의 빙(Bing)의 시장점유율은 11.8%로 급상승했다. 이에 구글은 서둘러 '제미나이'를 내세워 반격에 나섰지만, 초기 성과는 미흡했다. 내부적으로는 '코드 레드'가 발령되는 등 긴장감이 팽배해졌다. 구글이라는 거대 기업이 긴박하게 대응해야 할 정도로, 챗GPT는 검색 시장의 지형을 변화시키고 있다.

- 마이크로소프트, 오픈AI와의 동맹으로 날개를 달다

마이크로소프트(MS)는 기술의 흐름을 읽는 데 능하다. 챗GPT의 잠재력을 누구보다 먼저 간파한 MS는 이 혁신적인 기술을 위협이 아닌 기회로 받아들였다. 그 결과, MS는 챗GPT를 개발한 오픈AI에 100억 달러(약 13조 원)를 과감하게 투자하며 강력한 동맹을 맺었다.

MS는 챗GPT를 자사의 검색 엔진 빙(Bing)에 통합시키며 구글의 독점적 위치에 정면으로 도전장을 던졌다. 챗GPT의 힘을 얻은 빙은 시장 점유율을 꾸준히 상승시키며 구글의 아성을 흔들고 있다. MS의 이 대담한 행보는 AI 중심의 미래 디지털 환경에서 주도권을 잡기 위한 전략적 도약이다.

- 애플을 위협하는 챗GPT의 전진

챗GPT는 애플의 음성 비서 Siri의 한계를 부각시키며 애플을 압박하고 있다. 뛰어난 자연어 처리 능력을 가진 챗GPT는 Siri보다 우수한 성능을 제공해, 애플 생태계 내에서 새로운 경쟁 구도를 형성하고 있다. Siri를 대체하는 챗GPT 통합 앱들이 등장하면서 애플은 AI 기술 개발에 박차를 가하고 있다. 애플은 AI와 관련된 서비스를 개선하기 위한 새로운 전략을 모색하고 있다.

- 소셜 네트워크와 메타버스의 미래를 위협하는 챗GPT

메타(구 페이스북)는 이제 더 이상 관망할 여유가 없다. 챗GPT의 등장은 메타에게 단순한 도전을 넘어, 그들의 디지털 제국을 뒤흔드는 폭풍의 전조로 다가오고 있기 때문이다. 소셜 네트워크와 메타버스에서 챗GPT가 보여주는 혁신적 잠재력은 사용자 경험을 근본적으로 재편할 수 있는 파괴력을 지니고 있다. 그리고 그 파장은 메타의 심장부까지 닿고 있다.

메타(페이스북) 역시 최근 텍스트로 이미지를 그려내고, 동영상을 만들 수 있는 생성AI를 선보일 정도로 AI에 적극적으로 투자하고 있으며, 페이스북 뉴스피드 콘텐츠 조정, 텍스트 번역 등에 AI 활용을 확대시키고 있다.

마크 주커버그 메타 CEO는 "(메타와 관련해) 이미지·동영상을 만들어 내는 생성형 AI가 메타버스보다 더 많이 언급됐다"면서 "메타의 로드맵을 주도하는 두 가지 주요 기술은 현재 AI, 장기적으로 메타버스"라고 말했을 정도다.

모든 것이 챗GPT에 쏠리고 있다. '코드 레드'를 발동하라!

　챗GPT의 영향력은 국내에도 빠르게 퍼지며 모든 기업과 산업에 긴장과 변화를 불러일으키고 있다. 챗GPT를 기반으로 한 MS 'Bing'은 한국 시장에서 카카오가 운영하는 포털 다음(DAUM)을 제치고 점유율 3위를 기록했다. AI의 물살을 탄 구글과 Bing은 국내 검색 점유율 40%를 넘어섰다.

　국내 검색 1위 기업 네이버도 이에 대응하기 위해 준비를 서두르고 있다. 자사의 AI 기술인 '네이버 클로바'를 강화하고, 생성형 AI 특화 검색 서비스 '큐(CUE)'를 만드는 등 검색 서비스를 고도화해 사용자 경험을 개선하려는 노력을 기울이고 있다. 카카오 역시 카카오I와 같은 AI 서비스를 통해 챗GPT와 경쟁할 수 있는 맞춤형 정보를 제공하기 위한 준비를 하고 있다.

　결국, 모든 기업들이 챗GPT의 영향을 받아 대응책을 모색하고 있다. 이 모든 상황은 챗GPT가 얼마나 강력하고 대단한 영향력을 행사하고 있는지를 보여준다. 챗GPT는 단순한 혁신을 넘어 디지털 산업의 구조와 경쟁 구도를 재편하고 있다. 이제 검색의 패러다임이 변화하고 있다는 것은 확실하다.

챗GPT가 촉발한 디지털 전쟁의 서막이 열렸다. 우리는 이 거대한 변화의 중심에 서 있다. 전 세계를 뒤흔드는 챗GPT의 성장은 성문화와 성산업을 포함한 다양한 산업에도 큰 영향을 미칠 것이다. 성 콘텐츠를 제작, 유포, 소비하는 방식이 더 손쉽고 편리해질 수 있기 때문이다.

저명한 미래학자 앨빈 토플러는 "변화가 일어나는 동안에 변화하지 않는 것은 후퇴하는 것이다."라고 했다. 아무런 준비 없이 변화에 대응하지 않으면, 퇴보는 불가피하며 우리 아이들의 미래는 암울할 수밖에 없다. 구글이 '코드 레드'를 발동하며 대응했던 것처럼, 우리도 코드 레드를 발동하고 챗GPT 시대를 준비해야 한다.

귀염둥이가 된 메타버스

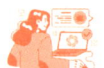

 2022년과 2023년에 걸쳐 《지금 해야 늦지 않는 메타버스 성교육》, 《이제는 피할 수 없는 메타버스 성교육》 책이 나왔다. 그 책을 쓰게 된 이유는 우연히 접한 '메타버스'라는 것이 우리 아이들이 살아갈 세상에서 얼마나 많은 성문제를 일으킬 수 있는가에 대한 걱정으로부터 시작되었다. 뻔히 예측할 수 있는 앞으로 일어날 문제들을 걱정하면서 주위를 둘러보니, 정작 양육자들은 아무것도 모르고 있었기 때문에 빨리 알려야 된다는 생각으로 책을 쓰게 된 것이다.

 그런데 챗GPT가 나오고 또 한 번 불안과 두려움이 생겼다. 챗

GPT라는 획기적인 녀석이 우리 아이들을 또 다른 위험으로 몰고 갈 수 있다는 가능성을 알아차리자마자 불안과 두려움을 느끼게 되었다. '아…, 메타버스도 아직 다 알리지 못했는데 챗GPT라니…'라는 생각을 하고 있는 시기였다. 아니나 다를까, 챗GPT를 통해 아이가 만든 성적 콘텐츠를 발견했다는 전화를 받게 되었다. 불안은 현실이 되었고 빠르게 대처해야 한다는 생각만 들었다.

세상이 정말 빠르게 변하고 있다. 새로운 기술들은 너무나도 빠르게 나오고 있고, 아이들은 정말 신기하게도 그런 기술에 즉각 반응하고 있다. 반응뿐만 아니라 적용하고 활용하고 있다. 어른들은 들어본 적도 없는 프로그램이나 유행을 아이들에게 물어보면 이미 접했거나 들어봤다는 대답이 대부분이다. 메타버스도 그랬고 챗GPT도 그렇다.

● 메타버스 세상

메타버스는 크게 4가지로 나눠지는데, 이와 관련된 내용은 복습의 의미로 지난 책인 《지금 해야 늦지 않는 성교육》에서 가지고 왔다.

메타버스는 〈증강현실〉, 〈라이프로깅〉, 〈거울 세계〉, 〈가상세계〉 4가지 유형으로 나뉜다.

얼마 전 세계적으로 유행했던 포켓몬고는 〈증강현실〉을 바탕으로 만들어진 게임이다. 실제로 포켓몬들이 있는 건 아니지만, 게임 어플을 켜고 길을 돌아다니다 보면 포켓몬이 보이고 화면에 있는 포켓몬 볼을 던져서 그 포켓몬을 잡는다. 또 어떤 유아 책은 증강현실 기술을 접목해서 눈으로 직접 그림책을 볼 때는 종이에 그려진 2D 그림이지만, 스마트폰 어플로 책을 비추면 3D 입체로 보이게 만들기도 했다.

〈라이프로깅〉은 양육자들도 많이 사용하고 있는 메타버스 유형인데, 자녀 양육하는 일상, 요리한 음식, 읽었던 책들을 인스타나 페이스북 같은 SNS에 올리는 것, 개인 블로그를 운영하는 것 등을 라이프로깅이라고 한다.

〈거울 세계〉는 없는 걸 가상으로 만드는 것과 반대로, 실제로 있는 것을 온라인상에 넣은 것이라고 이해하면 된다. 예를 들어, 배달의 민족은 가상의 식당을 만들어놓은 것이 아니라 현실에 존재하고 있는 식당을 어플 안에 넣어 소비자들이 보고 선택할 수 있도록 만들었다. 또, 실제 존재하는 사람들이 ZOOM과 같은 프로그램 안에 들어가서 비대면 교육을 받거나 회의를 하는 것도 거울 세계라고 할 수 있다.

〈가상세계〉는 요즘 아이들이 많이 하는 제페토, 로블록스 같은 프로그램을 들 수 있다. 또, 고글 같은 안경을 컴퓨터와 연결해서 착용하면 마치 내가 그 안에 있는 맵으로 옮겨진 듯한 느낌을 받고 금방 게임에 몰입하게 되는데, 이런 메타버스 유형을 가상세계라고 한다. (이석원, 김민영, 《지금 해야 늦지 않는 메타버스 성교육》, 2022)

많은 양육자들이 여전히 '메타버스'라는 단어를 낯설게 느끼고 있는 것이 현실이다. 하지만 메타버스는 이미 우리의 삶 깊숙이 자리 잡고 있으며, 양육자와 아이들 모두 이 메타버스 시대 속에서 살아가고 있다.

● 메타버스와 챗GPT의 공통점과 차이점

메타버스와 챗GPT의 공통점과 차이점은 뭘까?

모든 기술이 그렇듯, 처음 개발의 의도는 인간이 조금 더 편해지기 위함이다. 계산기, 컴퓨터, 인터넷, 태블릿, 스마트폰, 메타버스, 챗GPT 같은 모든 IT 기술의 공통점은 인간에게 편리함을 준다는 것이다. 인간이 시간과 노력을 들여서 해야 하는 많은 일들을 빠르고 단순하게 처리한다는 것이 이런 기술들의 최대 장점이자 공통점이다.

그러나 모든 기술들은 동전의 양면처럼 좋은 점과 위험성을 동시에 가지고 있다. 메타버스도 그랬고 챗GPT도 마찬가지다. 특히 쉽고 빠르게 우리의 일상에 파고 들기 때문에 우리가 일상에서 자연스럽게 접하고 익숙해지는 것은 물론이고 교육이나 문화에도 많은 영향을 주게 된다.

그렇다면 기존에 우리가 알고 있던 메타버스와 AI와 이 오픈 AI, 즉 챗GPT는 무엇이 다를까?

메타버스는 관련 장비나 특정 어플을 깔고 사용을 위해 알아가고 적응하는 과정이 필요한 반면 챗GPT는 인터넷 서핑처럼 매우 직관적으로 바로바로 글을 입력하면 대화하는 소통 방식으로 이루어져 있다. 그렇기 때문에 메타버스에 비해 접근성이 굉장히 좋다는 차이가 있다. 뿐만 아니라 뒤에서 더 자세히 설명하겠지만, 챗GPT는 스스로 학습할 수 있다는 특성이 있고 그로 인해 인간이 원하는 것들을 메타버스에 비해 정확하고 다양하게 제공할 수 있다. 또한 사용하는 사람의 역량에 따라 결과의 폭과 질이 달라진다는 특성이 있다. 다시 말해, 이미 틀이 짜인 메타버스와 달리 챗GPT는 사용하는 사람의 능력과 활용법에 따라 전혀 다른 영향을 줄 수 있는 기술이다.

● 메타버스를 뛰어넘는 챗GPT

메타버스는 주로 가상세계에서 이루어지는 특성이 있었다. 가상세계에서 캐릭터를 가지고 게임을 하고 아바타를 이용해 대화를 주고받았다. 누군가 만든 플랫폼 안에서 누군가 만든 것들을 활용하는 경우가 훨씬 많았고 시각적인 자극을 주고받는 것이 주를 이뤘다.

반면 챗GPT는 현실세계다. 교육, 창작, 서비스뿐만 아니라 심심하거나 허전할 때 꽤 수준 높은 대화를 할 수 있는 대화 상대까지, 현실에서 챗GPT를 활용할 수 있는 방법은 넘쳐난다.

메타버스 시대의 성교육에 대해 이야기를 하면서 우리가 우려했던 부분은 아이들이 가상세계로 들어간다는 것이었다. 현실을 벗어나 가상세계에서 별 죄의식 없이 타인의 경계를 침범하거나 자신의 경계를 침범당할 것에 대한 우려를 했었고, 아이들이 살아갈 변화될 세상을 어른들이 먼저 알고 대비해야 된다는 내용이 포인트였다.

자, 챗GPT가 등장하면서 이제 다시 현실로 돌아왔다. 다양한 성문제는 가상세계와 현실세계를 넘나들며 우리 아이들을 위협하고, 그런 문제들은 가상세계가 아닌 현실세계에서 우리 아이들을 공격할 것이다. 아이들은 챗GPT로 직접 음란물을 제작할 수도 있고 배포할 수도 있다. 일방적으로 찾아보고 접했던 아이들이 능동적인 제작자가 되어 직접 뭔가 할 수 있다는 뜻이다. 현실에서 말이다.

인터넷이 보급되면서 우연히 발견한 외국 포르노를 보던 세상도 지나고 스마트폰이 보급되면서 어디서든 타인의 몸을 찍고 음란물을 보던 세상도 지났다. 코로나로 인해 메타버스 기술이 주목받으면서, 사람 간의 직접적인 성문제뿐만 아니라 가상 세계에서 아바타들 간에 발생하는 성문제도 부각되었다. 특히 가상 공간을 이용해 자신의 신분을 속이고 아이들에게 접근하여 성착취를 일삼는 일이 늘어났다.

하지만 이제는 아이들이 직접 콘텐츠를 합성하고 제작하는 챗GPT 시대가 열렸다. 우리가 그토록 긴장하고 걱정했던 메타버스 시대는 챗GPT 시대에 비하면 귀염둥이가 되었다. 즉, 메타버스 시대보다 훨씬 더 긴장하고 신중하게 대비해야 할 필요가 있다는 것이다.

챗GPT는 억울해!

 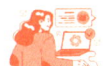

사실 대부분의 기술은 나쁜 의도로 만들어지지 않았다. 우리가 누리고 있는 대부분의 기술 개발은 인간의 편의를 위해 만들어진 경우가 많다. 전화기, 축음기, 자동차, 비행기 등, 대부분의 발명품이 인간이 원하는 무엇인가를 충족시키기 위해 개발되었을 것이다. 그리고 실제로 그런 발명품들은 인간의 삶을 편리하게도 만들고 쉽게도 만들었다.

그런데 개발 의도와 전혀 다르게 사용되면서 오히려 발명품이 인간에게 위험을 주는 경우도 있다. 다이너마이트는 산업의 발전을 위해 개발되었지만 전쟁에서 수많은 사람의 목숨을 빼앗아갔다. 다이너마이트를 발명한 알프레드 노벨은 끝까지 전쟁에 다이너마이트가 사용되는 것을 막으려고 노력했으나 실패하였다.

인터넷, 스마트폰, 메타버스, AI, 챗GPT는 어떤가? 이것 또한 인간의 편의를 위해 개발되었을 것이다. 과연 우리는 이런 기술들을 애초의 개발 의도대로 잘 활용하고 있는가? 어쩌면 너무 익숙해져서 개발 의도가 무엇이었는지 생각하는 일조차 잊은 채 그 편리함만 누리고 있는지도 모른다.

챗GPT는 분명 인간이 하면 오래 걸리는 일들과 기존 AI와 같은 오류를 범하지 않는 기술을 갖기 위해 개발되었을 것이다. 그리고 실제로 챗GPT는 인간에게 많은 편리함을 주고 있다. 그러나 편리한 만큼 우려되는 점이 있는 것도 사실이다.

● 일반 검색과 다른 챗GPT

우리가 진짜 일상적으로 많이 쓰고 있는 검색 사이트를 떠올려 보자. 만약 네이버나 구글에서 내가 궁금해 하는 뭔가를 찾는다면, 검색어를 입력할 것이다. 예를 들어, 청소기를 사고 싶어서 청소기에 관해 찾는다면, 검색창에 '청소기' 또는 '가성비 청소기', '청소기 추천' 같은 검색어를 입력하게 될 것이다. 그럼 화면이 바뀌면서 청소기에 관한 굉장히 많은 정보들이 나오게 된다. 여기서 우리는 걸러내기 작업을 한다. 결과로 나온 모든 정보들을 믿을 수 없다는 전제가 깔려 있다.

자, 일단 청소기와 관련 없는 것을 걸러낸다. 청소기를 사기 위해 검색하는 것이기 때문에 청소기 그림, 청소기 만화, 청소기 관련 유머 같은 것들은 지나친다. 그 다음에는 광고를 걸러낸다. 너무 대놓고 대기업 홈페이지나 광고 영상 같은 것들은 솔직한 후기를 볼 수 없으니 패스한다. 그리고 가짜뉴스나 마케팅에 의한 후기들을 걸러낸다. 실제로 사용한 후기이긴 하지만 제품을 협찬 받았거나 돈을 받고 쓴 것들을 걸러낸다. 우리는 무엇을 검색할 때 이 모든 과정을 늘 거친다.

기존의 검색 사이트에서는 내가 원하는 정확한 정보를 찾기 위해 내가 직접 시간과 노력을 투자해서 광고, 가짜뉴스, 연관성 없는 것 등을 걸러내고 진짜를 찾는다. 그게 진짜인지도 잘 모르겠지만 그래도 내가 찾을 수 있는 한 최선을 다해 믿을 수 있는 정보를 찾는다.

그런데 챗GPT는 그런 게 없다. 그냥 바로 내가 원하는 결과만 보여준다. 챗GPT가 보여주는 결과가 내가 원하는 것이 아닐 때,

내가 원하는 방향으로 다시 추가 질문을 하고 원하는 방향을 알려주면 된다. 챗GPT는 다른 검색 사이트에 비해 사용자가 원하는 정확한 정보를 알려준다. 이는 광고, 마케팅 같은 돈과 타협하지 않는다는 의미이기도 하다. 다른 기술에 비해 아주 뚝심 있고 듬직한 녀석일 수도 있다는 뜻이다.

● 인간의 말투로 대화할 수 있는 챗GPT

언젠가부터 쇼핑몰이나 은행 같은 곳의 어플이나 고객센터에 전화를 하면 챗봇이라는 녀석이 떡하니 자리 잡고 있다. 챗봇은 사용자가 설정해 놓은 특정 질문에 특정 대답을 할 수 있도록 프로그래밍 된 것이다. 그래서 고객들이 많이 하는 질문들을 사용자가 골라서 잘 설정한다면 간단한 질문에 잘 대답하고 안내할 수 있지만, 어떤 질문들을 했을 때는 "죄송합니다. 잘 못 알아들었습니다."라거나, "죄송합니다. ○○과 같은 단어로 질문해주세요."라는 식의 대답을 하게 된다. 이럴 때는 정말 답답해서 당장 사람과 소통하고 싶다는 욕구가 마구 솟구친다.

그런데 챗GPT는 이런 부분이 좀 다르다. 챗GPT의 특징은 인간의 언어를 굉장히 잘 흉내내고 있다는 것이다. 그리고 스스로 생각하듯이 대답을 생성해내고 최대한 다양하고 많은 정보를 논리적으로 전달하려 노력한다. 그러다보니 챗GPT를 사용해 보면 정말 대화를 하고 있다는 느낌을 갖게 되기도 한다.

챗GPT는 지금까지 나온 AI 기술 중 단연 인간의 언어를 가장 많이 그럴듯하게 학습한 아이다. 그렇기 때문에 원하는 대답을 더 빠르고 정확하게 얻을 수 있고, 사용 시 답답함을 느낄 가능성이 낮으며, 기계와 대화하는 느낌이 거의 들지 않는다. 심지어 고민하다가 막히는 부분을 물어봤을 때 알아서 창작까지 해준다. 기존의 AI들과 대화할 때 느꼈던 벽에 부딪히는 답답함과는 달리, 오히려 내가 원하는 것에 맞춰 적절한 대답을 해주는 유능한 비서를 두고 있는 기분이 들 것이다. 뿐만 아니라 창작의 고통에 허덕이고 있을 때, 나를 구원해줄 수 있는 동료이자 공동 창작자가 될 수도 있다.

그렇기 때문에 더더욱 활용하는 사람의 역량이 중요하다

광고도 없고 가짜 뉴스도 없고 인간의 언어를 굉장히 잘 흉내 내면서 대화의 맥락을 이해한 상태로 소통할 수 있는 챗GPT는 생각해보면 참 똑똑하고 유익한 기술이다.

그럼 챗GPT는 누가 써도 무조건 좋은 기능만 가지고 있을까? 절대 그렇지 않다. 우리 삶에 편리함을 주고 획기적인 기술일수록 인간이 그 기술을 어떻게 활용하느냐 하는 활용자의 역량이 무엇보다 중요하다. 마치 다이너마이트가 누구 손에 들려 있느냐에 따라 그 활용 방법과 결과가 달라지는 것처럼 말이다.

챗GPT는 인간의 편리함을 위해 그 동안 인간을 번거롭게 했던 군더더기를 빼고 만든 기술이다. 그렇기 때문에 여러 겹에 쌓여있지 않고 인간이 어떤 것을 원하는지 전달했을 때 바로 원하는 것에 가까운 대답을 받을 수 있는 가능성이 높다. 그러니 이런 기술로 내가 나쁜 정보와 나쁜 대화만 이끌어간다면, 챗GPT는 최악의 기술이 될 수밖에 없다. 인간의 편리함을 위해 개발되었지만, 인간의 추악한 욕망을 채워주는 하찮은 기술이 되는 것이다.

챗GPT가 획기적인 기술이고 앞으로 우리 삶에 영향을 많이 주는 기술이기 때문에 더더욱 활용하는 사람의 역량이 중요하다. 챗GPT를 사용하는 인간의 사용 능력, 사고의 흐름, 인성, 이용목적이 정말 중요하다. 그것에 따라서 챗GPT는 나쁜 도구도, 착한 도구도 될 수 있으며, 인간에게 편리함을 줄 수도, 지옥 같은 불쾌감이나 위험을 줄 수도 있게 되는 것이다.

그러니 챗GPT가 억울할 일을 만들지 말고 인간이 이 기술을 어떻게 사용할지 고민하고 공부해서 우리 아이들에게 알려줘야 한다. 그리고 챗GPT를 나쁜 의도로 사용하려는 사람들을 막아내야 한다. 다이너마이트를 개발한 노벨은 그것이 전쟁에 사용되는 것을 끝내 막지 못했지만, 우리 아이들의 안전을 위해서라면 챗GPT를 나쁘게 쓰는, 특히 성적으로 소비하기 위해 위험하게 쓰는 것만은 막아야 하는 것이다.

믿었던 챗GPT의 배신, 거짓말을 한다고?

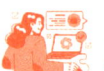

현재 우리는 챗GPT를 마치 모든 것을 알고 있는 척척박사 같은 존재로 여기고 있다. 챗GPT는 복잡한 질문에도 빠르게 답을 내놓으며, 때로는 사람보다 더 신뢰할 만한 정보 제공자로 생각되기 때문이다. 하지만, 과연 정말 그럴까? 놀랍게도, 챗GPT는 때때로 부정확한 정보를 제공하거나, 심지어는 사실에 근거하지 않은 내용을 만들어내기도 한다. 우리가 신뢰했던 챗GPT가 우리를 혼란스럽게 할 수도 있다는 뜻이다.

챗GPT의 한계를 잘 보여주는 사례가 있다. 미국의 30년 경력 베테랑 변호사가 법률 자료를 요청했을 때, 챗GPT는 실제 존재하지 않는 가상의 '자료'를 만들어내 제시해 징계 위기까지 갔다. 이런 오류는 AI가 완벽하지 않으며, 그 이면에 데이터 편향, 정보 오류, 그리고 맥락 이해의 한계가 존재한다는 것을 보여준다. 이러한 한계는 챗GPT의 답변이 항상 정확한 것은 아니라는 사실을 시사한다. 챗GPT의 검색의 맨 아래에는 "ChatGPT는 실수를 할 수 있습니다. 중요한 정보를 확인하세요."라고 적혀 있다.

● GPT의 정보 오류 : 성폭력 예방 교육 사례

챗GPT의 한계는 특히 중요한 정보가 필요한 상황에서 더욱 두드러진다. 예를 들어, 성폭력 예방 교육에서 "성폭력 피해 상황에서는 어떻게 대처하는 것이 가장 지혜로운 방법일까?"라는 질문에 대해 챗GPT는 다음과 같은 답변을 했다.

"상대가 자신을 제압하려 하거나 더 큰 해를 끼칠 것 같을 때, 저항하거나 싸우는 것도 한 방법입니다."

이는 피해자가 성폭력 상황에서 저항하는 것이 상황을 악화시킬 수 있다는 점을 간과한 위험한 조언이다. 성폭력 상황에서 가해자를 자극하거나 공격하는 것은 오히려 가해자를 더욱 폭력적으로 만들 가능성이 있으며, 이는 피해자의 생명을 위태롭게 할 수 있다. 또한, 실제 성폭력 상황에서는 피해자가 위와 같은 방식으로 저항하거나 싸우기 매우 어렵다. 이러한 조언을 교육에 포함하면, 실제 상황에서 저항하지 못한 피해자가 자신을 비난하거나 책임을 느낄 위험이 있다.

성폭력 상황에서는 피해자의 '안전'이 최우선이며, 가능한 한 빨리 상황에서 벗어나거나 안전한 장소로 이동하여 도움을 요청하는 것이 가장 중요하다. 그리고 어떤 경우에도 피해자는 잘못이 없으며, 피해자의 안전과 심리적 안정을 최우선으로 고려해야 한다는 점을 강조해야 한다. 이러한 잘못된 조언은 피해자가 현실적인 대처 방법을 배우는 데 방해가 될 수 있다.

챗GPT가 이러한 답변을 제공하는 이유는 상황의 복잡성과 위험성을 충분히 이해하지 못하기 때문이다. AI는 데이터를 기반으로 학습하지만, 모든 상황에 대한 최선의 대응을 제시할 수 있는 것은 아니다. 특히 성폭력과 같은 민감하고 복잡한 문제에 대해서는 AI의 답변이 위험할 수 있다. 따라서, 우리는 챗GPT의 답변을 그대로 신뢰하기보다, 전문가의 조언과 다양한 자료를 참고하여 판단해야 한다.

● 챗GPT의 함정 피하기, 비판적 사고를 길러라

황석영 작가는 MBC 〈질문들〉에서 "챗GPT는 마치 '거울'과 같다. 사용자가 가진 능력만큼의 정보를 얻을 수 있다. 챗GPT를 사용할 때 가장 중요한 것은 바로 '질문하는 능력'이다."라고 말했다. 이 말은 결국, 우리가 챗GPT에 어떤 입력을 하느냐에 따라 결과가 달라진다는 의미다. 챗GPT라는 강력한 도구를 효과적이고 올바르게 활용하려면, 사용자가 비판적 사고와 판단력을 갖추는 것이 필수다.

  특히, 챗GPT는 사용자가 명확하고 올바른 질문을 하지 않으면 잘못된 답변을 제공하거나, 오류나 거짓 정보를 만들어낼 가능성이 크다. 그래서 우리는 항상 교차 검증(cross-check)과 팩트 체크(fact-check) 같은 다양한 방법을 사용하여, 정확하고 신뢰할 수 있는 정보를 찾아내야 한다.

  나 역시 챗GPT를 자주 사용하고, 그 기능을 유용하게 생각하지만, 챗GPT가 제공하는 자료나 통계의 정확성을 확인하기 위해 2차적으로 검증하고 팩트 체크를 한다. 검증을 통해 확인된 올바른 정보만 사용하고, 그렇지 않은 정보는 배제한다. 이러한 과정은 AI의 한계를 인정하고, 스스로 비판적 사고를 기르는 데 매우 유익하다.

  따라서, 우리는 챗GPT와 같은 AI를 사용할 때 단순히 그 편리함에만 의존해서는 안 된다. 비판적 사고와 철저한 검증 과정을 거쳐야만 AI가 제공하는 정보를 신중하게 수용할 수 있다. 올바른 질문과 판단력이 뒷받침될 때, 비로소 챗GPT는 유용하고 신뢰할 수 있는 도구가 될 것이다.

저명한 역사학자인 유발 하라리는 "AI는 우리가 그 가능성을 어떻게 활용하는지에 따라 인류에게 축복이 될 수도, 재앙이 될 수도 있다."라고 경고한 바 있다. 따라서, 우리는 교육과 제도를 통해 챗GPT 사용 방법에 대한 안전 교육을 강화해야 한다.

성교육 강의에서 항상 강조하는 것이 성에 대한 올바른 '분별력'과 '판단력'이다. 성은 마치 불과 같아서, 올바른 사용 방법을 알아야만 서로 안전하고 행복할 수 있다. 마찬가지로, 챗GPT와 같은 AI도 어떻게 사용하느냐에 따라 안전과 유용성이 결정된다.

올바른 지식과 태도로 AI를 다룰 때, 우리는 AI를 진정으로 안전하고 유익한 도구로 활용할 수 있다. AI 시대에 필요한 것은 AI를 무조건 신뢰하는 것이 아니라, 비판적 사고와 철저한 검증을 통해 정보를 현명하게 받아들이는 것이다.

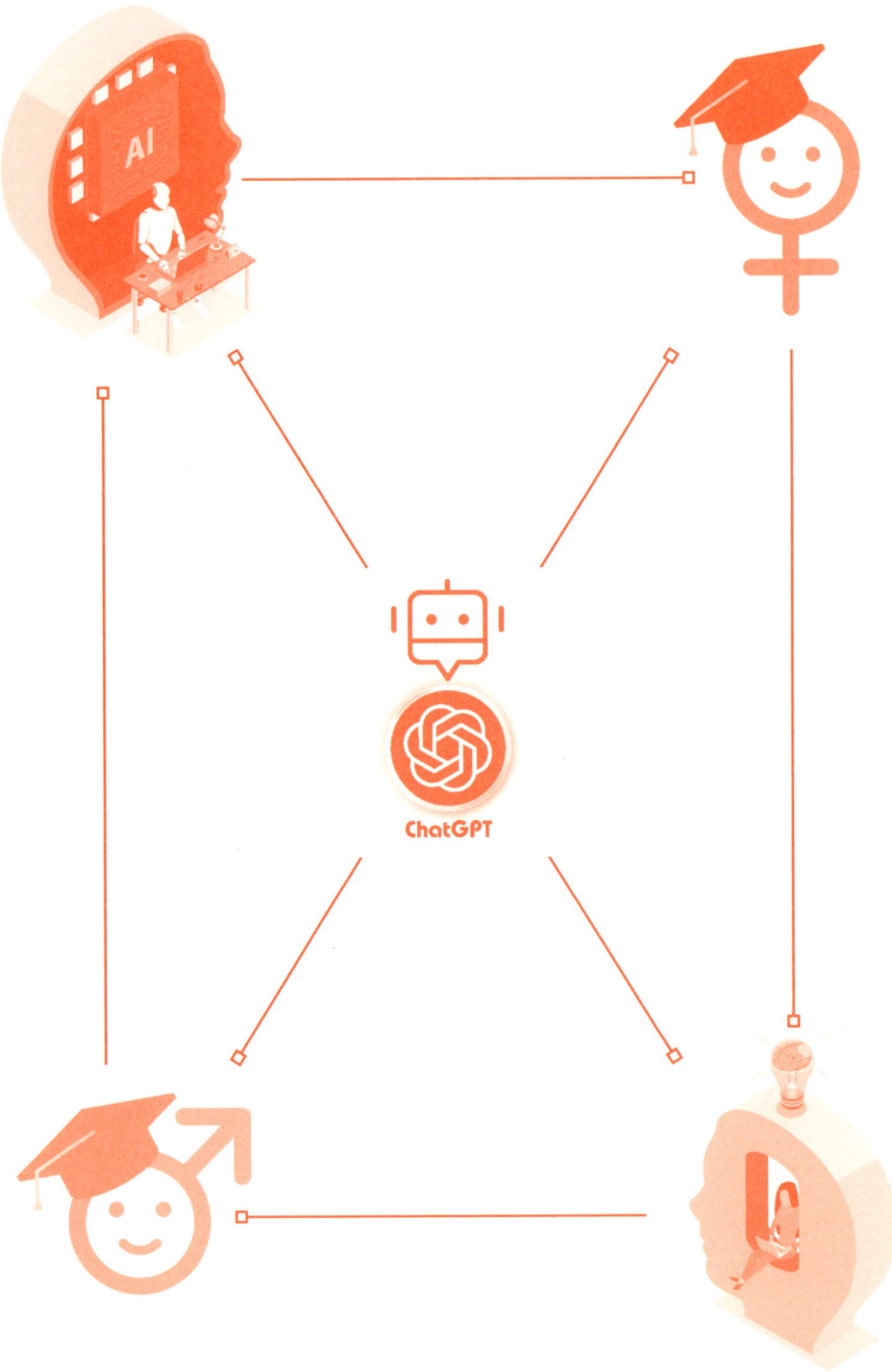

Chapter.2

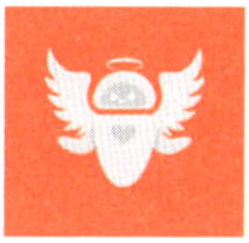

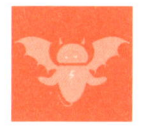 챗GPT가 바꾸는 문화

문제는 챗GPT가 아니라 삶의 대전환

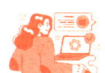

챗GPT는 단순한 대화형 AI가 아니다. 챗GPT는 우리 삶의 패턴을 근본적으로 새롭게 변화시키는 혁명의 시작이다. 많은 사람은 챗GPT가 그저 일상생활을 조금 더 편리하게 해주는 도구라고 생각하지만, 이는 커다란 오산이다. 이 혁신적인 기술은 우리의 교육 방식, 일하는 방식, 그리고 심지어 생각하는 방식까지도 바꾸고 있다.

교육 현장에서는 학생 개개인의 필요에 맞춘 맞춤형 학습을 가능하게 하고 있다. 실제로, 학교에서는 챗GPT를 활용해 학생들이 직접 학습 계획을 세우고, 자신에게 필요한 과제를 자동으로 생성하는 시스템을 도입하고 있다. 이런 맞춤형 교육 방식은 학생들의 학습 효율을 높이고, 개별 학습의 격차를 줄이는 데 큰 도움을 주고 있다.

직장에서는 반복적인 작업을 대신하며, 일상적인 대화와 소통을 통해 인간의 역할을 대체하기도 한다. 이러한 변화들은 우리의 삶에 깊이 스며들어 일상 곳곳에서 큰 영향을 미치고 있다. 챗GPT는 단순히 정보를 제공하는 데 그치지 않고, 인간과 상호작용하면서 문제를 해결하고 창의적인 작업을 돕는 능력까지 갖추고 있다.

챗GPT는 우리의 일상과 아이들의 성문화에도 큰 대전환을 일으킬 것이다. 이러한 변화를 미리 이해하고 준비해야만, 변화무쌍한 AI 세상에서 아이들을 제대로 보호하고 이끌어 갈 수 있을 것이다.

● '스마트폰'을 통한 혁명적인 삶의 변화와 챗GPT

챗GPT의 등장은 2007년 아이폰 출시가 불러온 변화를 떠올리게 한다. 아이폰은 스마트폰의 대중화와 함께 삶에 혁신적인 변화를 가져왔다. 스마트폰 덕분에 연락, 쇼핑, 콘텐츠 시청, 금융 결제, 길 찾기, 여행 등 거의 모든 일을 손안에서 해결할 수 있게 되었다.

이런 변화 덕분에 현대 인류를 '포노사피엔스'라고 부르게 되었다. 포노사피엔스(Phono Sapiens)는 스마트폰과 함께 성장한 새로운 세대를 의미한다. 스마트폰의 확산은 정보 접근성, 소통 방식, 일상생활,

엔터테인먼트, 건강 관리, 경제 활동까지 모든 영역을 뒤바꿔 놓았다. 전반적인 변화를 이끌며 삶을 더욱 편리하고 풍요롭게 만든 것이다. 하지만 동시에 과도한 스마트폰 사용은 집중력 저하, 디지털 중독, 인간관계의 단절, 우울증, 디지털 성폭력 등 새로운 문제들도 낳았다.

이제 챗GPT는 스마트폰을 넘어서는 변화를 예고하고 있다. 단순히 PC에 명령을 내리는 것을 넘어, 생성형 AI와의 대화를 통해 더 복잡한 상호작용이 가능해졌다. 마치 영화 〈Her〉에서 주인공이 AI 운영체제 사만다와 대화를 나누며 감정적 교류와 여러 업무를 동시에 처리하는 것처럼, 챗GPT도 기술과 상호작용하는 방식을 혁신적으로 바꾸고 있다.

책 《챗GPT 거대한 전환》에서는 "챗GPT는 확장성과 효율성이 높아 다양한 산업에 즉각적인 파급효과를 가져오고 있다. 이는 의료, 금융, 교육, 고객 서비스, 소매업 등 모든 산업을 재편할 수 있는 '파괴적인 기술'이기에, 알고리즘을 다루는 직업이 아니더라도 챗GPT를 미리 알고 대비해야 한다"라고 강조하고 있다. 빌 게이츠 역시 "챗GPT는 지난 40년 동안 가장 '혁신적인' 기술이다."라고 언급했다.

챗GPT는 스마트폰 이상의 영향력으로 우리 삶을 근본적으로 변화시킬 것이다.

● 내가 원하는 모든 것을 해주는 '램프의 지니 챗GPT'

앞으로 챗GPT는 우리가 사용하는 모든 스마트폰 어플을 자유롭게 활용하게 될 것이다. 챗GPT는 우리의 비서 역할을 하여 일정 관리, 정보 검색, 맞춤형 서비스 제공 등 다양한 생활 밀착형 업무를 수행할 것이다.

예를 들어, "현재 내 건강 상태를 파악하고, 사이트마다 비교해서 가장 저렴하고 좋은 음식을 추천해 집 앞에 배달시켜줘."라고 명령하면, 착용하고 있는 스마트워치가 내 건강 상태를 파악하고, 쿠팡과 마켓컬리에서 다양한 제품을 비교해 저렴하고 건강한 음식을 자동으로 골라 배송해줄 것이다. 우리는 그저 음식을 먹기만 하면 되는 것이다.

또 다른 예로, 강사인 내가 강의를 마치고 숙소를 잡는다고 생각해보자. "챗GPT! 주변에 8~10만원 사이로 반신욕 할 수 있는 욕조가 있는 쾌적한 호텔을 알아봐 줘. 그리고 숙소까지 택시 타고 갈 건데, 가장 가깝고 쾌적한 택시를 잡아 숙소까지 갈 수 있도록 해줘"라고 말하면, 챗GPT가 알아서 욕조가 있는 가성비 좋은 호텔과 쾌적한 택시를 알아봐 줄 것이다. 이렇게 챗GPT는 우리의 모든 일상에서 주도적인 역할을 하게 될 것이다.

챗GPT는 직업 시장에도 큰 변화를 가져오고 있다. 해고 관련 분석회사인 〈레이오프.fyi〉에 따르면 2023년에만 미국의 빅테크 기업에서 무려 26만 명이 넘는 사람들이 해고되었다. 미래 전문가들은 "AI가 도입되면 기술 부문에서는 많은 사람이 없어도 많은 것을 생산하고 혁신할 수 있을 것"이라고 전망했다.

이미 챗GPT를 적용한 혁신은 세계 곳곳에서 일어나고 있다. 애플은 아이폰 사용자들이 AI 음성 비서인 시리(Siri) 대신 챗GPT를 사용할 수 있도록 지원할 예정이다. 최신 아이폰의 작업 프로그램 '액션 버튼'을 통해 시리와 다양한 애플리케이션을 실행할 수 있으며, 이를 통해 챗GPT의 음성 어시스턴트 기능을 연결할 수 있다.

삼성도 2024년 최초로 AI 음성 서비스가 담긴 스마트폰을 출시했다. 갤럭시S24 스마트폰에는 스마트 어시스턴트, 맞춤형 경험, 보안, 헬스케어, 음성 인식 및 번역 등 다양한 분야에서 AI가 중요한 역할을 한다. 실시간 통역 기능을 통해 통역사의 역할도 AI가 대체할 것이다. 앞으로 국내뿐만 아니라 해외에서도 AI를 통해 모든 일을 쉽게 처리할 수 있을 것이다.

● **성문화에서도 대전환을 일으키는 챗GPT**

챗GPT 같은 대화형 AI는 성문화에도 혁신적인 변화를 가져오고 있다. 이제 성교육을 더 쉽게 받을 수 있고, 성상담의 문턱도 낮아질 것이다. 성건강에 대한 정보도 쉽게 찾을 수 있어서 여기저기 헤매는 수고도 덜 수 있다. 성과 관련된 문제가 생기면 전문가를 쉽게 찾고, 적극적으로 해결할 수 있는 길이 열린 것이다.

하지만, 여기에는 훨씬 더 주목해야 하는 중요한 문제가 있다. AI 기술이 발전함에 따라 개인정보 보호 문제, 왜곡된 정보의 확산, 그리고 부적절한 성적 콘텐츠의 문제는 더욱 심각해질 수 있다. 특히, 급증하는 딥페이크 성범죄 사례만 봐도 그 위험성은 명확하다. 따라서 이러한 AI 기술을 사용할 때는 더욱 신중하고 책임감 있게 접근해야 한다.

이 기술이 진짜로 긍정적인 변화를 만들려면, 우리 모두가 잠재적인 위험과 윤리적인 문제들을 잘 알고, 이를 해결하기 위해 꾸준히 노력해야 한다. AI는 어디까지나 도구일 뿐이다. 이 도구를 어떻게 사용하느냐에 따라 우리의 미래가 달라질 것이다. 챗GPT가 성문화에 어떤 변화를 가져오고, 어떤 문제를 초래할지는 '3장 챗GPT가 초래할 성문화'에서 더 자세히 다룰 예정이다.

이제 챗GPT와 함께 대전환의 시기를 맞이한 우리는, 이 혁신을 안전하고 책임감 있게 이끌어가야 한다. 이건 현재와 미래 세대가 건강하고 행복한 삶을 살 수 있게 하기 위한 필수적인 과제다. 우리의 목표는 단순히 기술을 발전시키는 게 아니다. 모두가 건강하고 안전한 성문화를 누릴 수 있는 세상을 만드는 것이다.

원하는 것이 무엇이든 결과를 주는 챗GPT

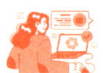

　디지털 시대의 흐름 속에서 우리는 더 이상 혼자 고민할 필요가 없다. 무한한 가능성과 창의력으로 가득찬 AI, 챗GPT가 당신의 모든 요구를 실현해줄 준비가 되어 있기 때문이다. 당신이 어떤 질문을 하든, 어떤 문제에 봉착하든, 어떤 꿈을 이루고자 하든, 챗GPT는 그 모든 것을 가능하게 만드는 열쇠다.

　챗GPT는 단순한 정보 제공을 넘어, 우리의 일상과 비즈니스, 창의적인 활동에 이르기까지 다양한 영역에서 놀라운 결과를 만들어내고 있다. 챗GPT와 함께라면, 당신의 아이디어는 더 이상 단순한 상상이 아니라 실현 가능한 현실이 된다.

예를 들어, 복잡한 비즈니스 문제를 해결하거나 새로운 창작 아이디어를 제시할 때, 챗GPT는 우리가 생각하지 못했던 방향에서 해답을 찾아낸다. 뿐만 아니라, 챗GPT는 사용자의 요구와 맥락을 이해하고, 이에 맞춤화된 답변을 제공하는 능력을 갖추고 있다.

● 차원이 다른 맞춤형 결과, 챗GPT의 압도적 능력

챗GPT는 단순히 질문에 대한 답을 제공하는 것을 넘어, 개인 맞춤형 학습 도구의 역할을 한다. 챗GPT는 유연성과 방대한 학습 데이터를 바탕으로 창의적이고 맞춤형 결과를 제공하는 데 탁월한 능력을 보이기 때문이다. 이는 다른 AI 프로그램이나 전통적인 소프트웨어와 비교할 때 두드러지는 강점으로, 다양한 분야에서 혁신적인 변화를 이끌어내는 중요한 요소다.

챗GPT와 일반적인 검색 프로그램을 비교하자면 '하늘과 땅 차이'다. 우리가 원하는 것을 구글과 챗GPT로 물어봤을 때, 다음 세 가지 이유로 완벽히 다른 결과를 주기 때문이다. '60대 엄마 생일을 위한 선물'을 준비하기 위해 구글과 챗GPT를 사용한다고 생각해보자.

1. 개인 맞춤형 추천 능력

구글 검색은 사용자가 입력한 키워드와 관련된 일반적인 정보를 제공한다. 맞춤형 추천보다는 다양한 선택지를 제공하여 사용자가 스스로 선택하도록 한다. 챗GPT는 사용자의 세부 정보를 고려하여 개인 맞춤형 추천을 한다. 60대 엄마의 연령대, 라이프스타일, 특정 기념일 등을 고려하여 맞춤형 선물 아이디어를 제안한다.

예시 : 구글에 '60대 엄마에게 줄 특별한 선물'을 검색하면, 다양한 연령대의 여성을 위한 선물 리스트가 나열되지만, 사용자의 구체적인 요구를 반영하지는 않는다. 그에 반해 "챗GPT, 엄마의 생신이 다가오는데, 60대 여성을 위한 특별한 선물을 추천해줘."라는 질문에 챗GPT는 건강 관리 용품, 스파 패키지, 여행 상품 등을 추천할 수 있다.

2. 창의적인 아이디어 제공

구글 검색 결과는 주로 상용화된 제품이나 서비스에 대한 정보가 많다. 창의적인 아이디어를 찾기 위해서는 여러 사이트를 방문하고 다양한 자료를 찾아야 한다. 하지만, 챗GPT는 다양한 데이터 소스를 기반으로 창의적인 선물 아이디어를 제공한다. 평소 생각하지 못했던 새로운 선물 아이디어를 제시할 수 있다.

예시 : 구글에서 '독특한 엄마 선물'을 검색하면, 창의적인 아이디어보다는

일반적인 선물 추천 리스트가 주로 나온다. 그에 반해 "챗GPT, 독특하고 창의적인 엄마 선물을 추천해줘"라는 질문을 하면, 챗GPT는 예술작품 클래스, 맞춤형 요리 도구, 원예 키트 등 특별한 선물 등을 제안할 수 있다.

3. 편의성과 시간 절약

구글 검색은 사용자가 다양한 링크를 클릭하고 정보를 탐색하는 데 시간이 걸린다. 여러 사이트를 비교하고 검토하는 과정에서 시간이 많이 소요될 수 있다. 실제 나도 엄마 선물을 검색하고 비교하다 종일 보낸 적이 있다. 그에 반해 챗GPT는 실시간으로 사용자와의 대화를 통해 필요한 정보를 즉각 제공한다. 이는 사용자가 원하는 정보를 빠르게 얻고, 결정을 내리는 데 큰 도움이 된다.

예시 : 구글이나 네이버에서 정보를 찾으면 여러 사이트를 방문하며 비교하고, 가격에 맞는 최적의 선물을 찾는 데 시간이 걸린다. "챗GPT, 지금 10만원 상당의 엄마 선물을 100개의 사이트에 비교해서 추천해줘"라고 하면, 바로 여러 가지 옵션을 제시하고, 각 옵션에 대한 설명과 최적의 가격을 제공한다.

결론적으로, 구글 검색과 다르게 챗GPT는 개인화되고 창의적인 맞춤형 추천을 통해 사용자에게 유용하고 차별화된 경험을 제공한다. 여기에 편의성과 시간까지 절약해준다. 앞으로 챗GPT가 더욱 발전하면 '60대 엄마를 위한 선물'을 원했을 때 수백 개의 사이트에서 비교하여 맞춤형으로 구매한 뒤 바로 우리 집 문 앞으로 배송해줄 것이다. 원하는 무엇이든 들어주는 것이다.

앞의 예시에서 보듯이 일반적인 검색 사이트와는 급 자체가 다르다. 그래서 현재 구글은 '제미나이' 네이버는 'CUE' 등, 다양한 검색 기반 기업에서 생성형 AI를 서둘러 개발하여 제공하고 있다. 앞으로 미래는 생성형 AI의 세상이 될 것이기 때문이다.

● 성 콘텐츠도 원하는 무엇이든 결과를 준다
　• • • • • • • • • • • •

챗GPT의 무한한 가능성이 성문화와 연결되면, 윤리적으로 심각한 사회적인 문제가 발생할 수 있다. 우선 챗GPT는 사용자의 성적 취향을 학습하여 맞춤형 성적 콘텐츠를 추천하는 기능을 가질 수 있다. 이는 자칫하면 왜곡된 성인식을 강화할 위험이 있다. 예를 들어, 최근 AI 챗봇들이 개인 맞춤형 경험을 제공하기 위해 데이터를 활용하는 사례가 늘고 있다. 이러한 기능이 성적인 콘텐츠에도 적용된다면, 사용자의 기존 성적 취향을 더 자극적인 방향으로 강화하는 결과를 낳을 수 있다.

또한, 챗GPT가 성적 판타지를 충족시키기 위해 폭력적이거나 비윤리적인 성적 콘텐츠를 생성할 가능성도 무시할 수 없다. 이는 사용자의 요청에 따라 매우 자극적이거나 비윤리적인 시나리오를 만들어낼 수 있는 AI의 창의성에서 비롯된다. 실제로, 지난 몇 년간 일부 AI 기술이 가짜 뉴스나 허위 정보를 퍼뜨리는 데 악용된 사례가 보고되었다. 마찬가지로, 챗GPT가 폭력적이거나 비윤리적인 성적 콘텐츠를 생성하는 데 사용될 경우, 그 파급력은 매우 클 수 있다. AI 기반의 성적 콘텐츠가 쉽게 확산될 경우, 성인뿐만 아니라 특히 청소년들에게도 부적절한 영향을 미칠 수 있다. 이는 사회 전반의 성인식에 부정적인 영향을 미치고, 성폭력의 증가로 이어질 위험이 있다.

결론적으로, 챗GPT와 같은 AI 기술의 발전은 그 자체로 큰 가능성을 지니고 있지만, 그 사용이 건강하지 않은 방향의 성문화와 연결될 경우 윤리적, 사회적 문제를 초래할 수 있다. 따라서 AI 기술의 책임 있는 사용을 위해 윤리적 기준과 제도 설정, 체계적인 성교육과 같은 다각적인 접근이 필요하다. 이러한 방안을 통해 우리는 기술의 이점을 누리면서도 그 부작용을 최소화할 수 있을 것이다.

챗GPT로 인해 사라지는 것들

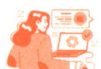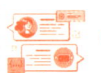

챗GPT가 우리의 삶을 더 쉽게 만들고 있지만, 그 대가로 무엇을 잃고 있는지 생각해 본 적은 없을 것이다. 챗GPT는 우리 생활에 깊숙이 침투하여 새로운 시대를 열고 있다. 우리는 손쉽게 정보를 얻고, 복잡한 문제를 해결하며, 심지어 감정적인 지지까지도 받을 수 있다.

그러나 이 혁신의 이면에는 쉽게 간과하는 어두운 그림자가 존재한다. 바로, 우리가 '무엇을 잃고 있는지'에 대한 이야기다. 챗GPT와 같은 AI 기술의 눈부신 발전은 우리의 삶을 더욱 편리하고 풍요롭게 만들고 있지만, 동시에 우리 인간의 본질적 가치를 잠식하고 있다.

기본적인 일자리뿐만 아니라 특히 인간관계 속 소통도 잃을 수 있다. 우리가 무심코 잃어가고 있는 것들을 구체적으로 살펴보며, 왜 성교육이 필요한지 이야기하고자 한다. 챗GPT로 인해 우리가 직면한 현실을 함께 들여다봐야 아이를 올바른 방향으로 인도할 수 있기 때문이다.

● 챗GPT로 인한 일자리 감소

우리에게 가장 피부로 와닿는 것이 바로 챗GPT로 인한 일자리 감소다. 이 감소는 이미 빛과 같은 속도로 진행 중이다. 챗GPT와 같은 AI 기술의 발전은 다양한 분야에서 인간의 일자리를 대체하고 있다. 특히 고객 서비스, 번역, 콘텐츠 제작, 데이터 분석, 의료 상담, 교육, 법률, 금융, 마케팅, IT 지원 등 여러 직업이 영향을 받고 있다. 예를 들어, 서울시는 민원 해결 서비스 '120다산콜센터'에 챗GPT 도입을 검토하고 있다. 서울시는 챗GPT를 행정 집행을 위한 정보 검색에 활용하는 방안을 찾기 위한 연구에도 착수했다.

국제통화기금(IMF) 총재는 "AI가 향후 2년 이내에 선진국 일자리의 60%, 전 세계 일자리의 40%에 영향을 미칠 것"이라고 말했다. 국내에도 이와 관련한 전망이 제기되었다. 산업연구원은 최근 보고서에서 2022년 전체 일자리 기준 AI로 대체될 일자리가 약 327만 개에 달하는 것으로 추정된다고 밝혔다.

챗GPT 등 생성형 AI의 등장과 급속한 성능향상 속도를 고려하면 AI가 일자리에 영향을 미치는 시점은 더욱 앞당겨질 것이다. 이러한 변화는 효율성과 비용 절감을 가져오지만, 동시에 일자리 감소와 실업의 위기를 초래할 수 있다.

● 챗GPT로 인해 단절되는 인간관계

성교육 전문가로서 걱정되는 부분은 바로 인간관계다. 챗GPT와 같은 대화형 AI는 우리의 일상 대화를 지원하며, 문제 해결을 돕고, 외로움을 달래주기도 한다. 그러나 이 놀라운 기술 발전의 이면에는 우리가 미처 예상하지 못한 부작용이 있다. 사람들은 점점 더 인간보다는 AI와 대화하는 것을 선호하게 되고, 이는 인간관계의 본질을 흔들 것이다. 가족과 친구, 동료와의 소중한 소통이 줄어들고, 감정적 교류는 메말라가며, 사회적 고립감은 깊어질 것이다.

1. 사람 간의 대화, 소통 감소

가족들은 저녁 식사 시간에 하루의 일과를 공유하며 대화를 나누곤 했다. 그러나 이제 많은 가정에서는 각자 스마트폰을 들여다보며 AI 친구에게 질문을 던진다. "오늘 날씨 어때?", "오늘은 뭐하면 재미있을까?" 같은 질문들은 이제 더 이상 양육자에게 물어보지 않는다. 가족 간의 대화는 점차 줄어들고, 정시적 유대감도 약해질 수밖에 없다.

과거에는 친구들과 만나서 대화하거나 전화로 안부를 묻는 것이 일상이었다. 그러나 이제는 챗GPT와 같은 AI 챗봇을 통해 자신의 고민이나 일상 이야기를 나누는 사람들이 늘어나고 있다. 외로움을 느낄 때 챗봇에 이야기하는 습관이 들면, 사람들에게 연락할 기회가 줄어든다. 이는 친구 관계의 약화를 초래하고, 깊은 인간관계를 맺을 기회를 잃게 한다.

2. 개인적인 고립의 증가

가장 걱정되는 문제는 개인의 고립 증가다. 사람들은 종종 자신의 감정을 나누고 지지받기 위해 친구나 가족에게 의지한다. 그러나 챗GPT와 같은 AI 챗봇은 언제든지 사용 가능하며, 즉각적인 반응을 제공한다. 힘든 하루를 보낸 후 챗봇에게 위로의 말을 듣는 것이 습관이 되면, 실제 사람들과 감정을 나누는 기회가 줄어든다. 이는 개인적인 고립을 심화시키고, 정신 건강에도 악영향을 미칠 수 있다.

● AI 챗봇 상담사에게 푹 빠진 10대들

실제 소셜미디어 대신 AI 챗봇과 대화하며 지내는 10대들이 늘어난 것으로 나타났다. 미국 정보기술(IT) 매체 더버지에 따르면, 한 청소년이 친구들과 갈등을 겪으며 고립감과 외로움을 느꼈다. 그는 "밤마다 울었다"라며 컴퓨터에서 위안을 찾았다. 그 청소년이 대화한 것은 AI 챗봇 '심리상담사'다. 24시간 내내 응대해주며 고민을 들어주는 유일한 벗이 AI 챗봇이었다.

현재 수많은 미국 10대 청소년이 최근 등장한 AI 챗봇 플랫폼 '캐릭터 AI'에 몰두하고 있다는 평가다. 캐릭터 AI는 책 속 주인공, 영화 속 주인공, 게임 캐릭터 등 다양한 AI 챗봇들과 이야기를 나눌 수 있다. 한 청소년은 "친구들에게 털어놓기 힘든 심리적 문제들을 이 챗봇에 털어놓을 수 있다"면서 "판단 받지 않고 마음껏 토로할 수 있다"고 말했다.

그러나, 신시내티 주립대 연구진은 AI 챗봇의 한계를 이해하지 못하는 사용자들이 피해를 볼 수 있다고 경고한다. 연구진은 "챗봇이 단기적으로는 우울감이나 스트레스를 완화하는 데 도움이 될 수 있지만, 장기적인 관점에서는 부작용이 우려된다"라고 말했다.

영국의 저명한 물리학자 스티븐 호킹은 "AI와의 대화가 증가할수록, 우리는 사람들과의 소통을 잃어버리게 된다"라고 경고한 바 있다. 이러한 상황을 종합해 볼 때, AI 챗봇 사용에 대한 신중한 접근이 필요하다. 10대들이 AI 챗봇과의 대화를 통해 얻는 단기적인 위안과 장기적인 부작용을 모두 고려하여 균형 잡힌 시각으로 접근해야 할 것이다.

● 챗GPT 시대에 맞는 성교육이 반드시 필요한 이유

AI의 발달, 특히 챗GPT와 같은 대화형 AI의 등장은 우리 생활에 많은 변화를 가져왔다. 이러한 변화는 긍정적인 면도 있지만, 동시에 인간관계의 단절과 그로 인한 성문제와 같은 부작용을 초래할 수 있다는 점에서 주의가 필요하다.

기술의 발전은 멈추지 않고, 우리는 이런 부작용을 예방하고 해결하는 방법을 적극적으로 찾아야 한다. 그중에서도 성교육은 매우 중요한 역할을 할 것이다. 성교육은 인간에 대한 깊은 이해와 존중을 바탕으로 하기 때문이다.

최근 실제 사례로, 한 청소년이 스마트폰 AI 챗봇에 지나치게 의존하게 된 일이 있었다. 이 청소년은 챗봇에 성적인 질문을 하기 시작했고, 이를 우려한 양육자는 도움을 요청했다. 성교육을 진행하는 과정에서, 아이가 부모와의 소통이 부족하다는 중요한 문제를 발견하게 되었다. 이에 따라, 양육자에게 하루 최소 30분 이상 아이와 함께 스마트폰을 사용하지 않고 일상적인 대화를 나누는 시간을 갖도록 코칭했다. 성교육과 이 같은 양육 코칭을 병행한 결과, 청소년은 AI 챗봇에 의존하는 시간이 하루 2시간에서 20분으로 크게 줄어들었다. 이러한 변화는 단순한 성교육뿐 아니라, 부모와 아이 간의 소통이 얼마나 중요한지를 다시 한번 상기시켜 주는 사례였다.

이처럼, 인간관계가 점점 단절되는 AI 시대에서는 인간관계의 소중함을 일깨우는 성교육이 더욱 필요하다. 성교육은 인간의 본질적 관계와 소통에 대해 교육하기 때문이다. 우리가 AI의 부작용에 대해 경각심을 갖고 기술을 현명하게 활용하는 방법을 고민해야 하는 이유이기도 하다. AI 기술을 통해 얻는 편리함을 누리면서도 인간다운 삶의 가치를 지킬 수 있는 사회를 만들기 위해, 꾸준한 성교육과 이를 뒷받침하는 제도적 준비가 필요하다.

질문의 힘, 챗GPT가 제공하는 천국과 지옥의 문턱

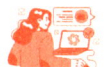

우리는 질문을 흔히 단순한 정보 수집의 도구로 생각한다. 그러나 질문은 그 이상의 힘을 지니고 있다. 질문은 호기심의 씨앗이며, 새로운 아이디어와 혁신을 촉발하는 불씨다. 최근 우리는 '챗GPT'라는 강력한 도구를 통해 질문의 진정한 힘을 재발견하고 있다. 챗GPT는 우리가 묻는 질문에 따라 다양한 정보와 답을 제공한다. 그 답은 때로는 인간이 생각지 못한 창의적이고 유용한 해결책이 되기도 한다.

챗GPT는 단순한 답변 기계가 아니다. 질문을 통해 우리를 더 깊은 사고로 이끌고, 새로운 시각을 제시하는 혁신적인 사고 도구다. 그러나 이 도구는 그 자체로 중립적이다. 우리가 어떤 질문을 던지느냐에 따라 그것은 유익하고 건설적인 정보를 제공할 수도 있고, 반대로 혼란스럽고 심지어는 파괴적이고 위험한 결과를 초래할 수도 있다.

이 글에서는 챗GPT의 답변이 어떻게 천국과 지옥처럼 극명하게 달라질 수 있는지를 다양한 사례를 통해 살펴볼 것이다.

● 질문 하나로 열리는 천국과 지옥

챗GPT에 어떤 질문을 넣느냐에 따라 천국과 지옥의 문턱을 다닐 수 있다. 챗GPT와 같은 AI는 올바른 질문에 대해 놀라운 답변을 제공한다. 예를 들어, "저는 당뇨를 앓고 있습니다. 건강한 식습관으로 이를 관리하는 방법을 알려주세요."라는 질문을 던진다면, 챗GPT는 당뇨 환자에게 적합한 식단, 운동 방법, 생활 습관 등을 상세히 안내할 것이다. 이러한 정보는 환자의 건강을 개선하는 데 크게 기여할 수 있다. 이처럼 질문이 구체적이고 목적에 부합할 때, 챗GPT는 우리의 삶을 풍요롭게 하는 도구로 기능할 수 있다.

하지만, 모든 질문이 이러한 긍정적인 결과를 이끌어내는 것은 아니다. 잘못된 질문은 위험한 결과를 초래할 수 있다. 예를 들어, "어떻게 하면 남의 사생활을 엿볼 수 있을까요?"와 같은 질문은 범죄를 조장하는 정보로 이어질 수 있다.

이런 질문에 대한 대답은 안전을 심각하게 위협할 수 있으며, AI 모델이 제공하는 정보가 부정적인 영향을 미칠 수 있다. 이러한 상황은 AI를 사용하는 데 있어 윤리적 경계를 넘어 위험성을 강조한다. 챗GPT 같은 AI 모델은 사용자의 질문에 따라 잘못된 정보를 제공하며 범죄를 동요하게 만드는 위험이 있다. 이는 AI를 사용하는 데 있어 윤리적 책임, 제도, 교육이 얼마나 중요한지를 보여준다.

● **단어 하나 바꿨을 뿐인데…**

성과 관련하여 AI의 위험성을 보여주는 또 다른 사례를 살펴보자. A학생은 학교에서 생성형 AI를 사용하여 이미지 제작 수업을 받던 중, 자신이 좋아하는 배드민턴을 주제로 한 이미지를 만들고 있었다.

"남녀가 배드민턴 유니폼을 입고 땀을 흘리며 경기하는 이미지"를 요청했다. 그러나 잠시 화장실로 가서 자리를 비운 사이, 동급생 B학생이 A학생을 놀리기 위해 질문을 살짝 바꿔서 "남녀가 옷을 다 벗고 배드민턴을 하는 이미지"를 요청했다. AI는 정확히 명령한 대로 '나체로 배드민턴을 치는 남녀 이미지'를 만들어냈다. 그 결과 교실은 발칵 뒤집혔고 친구들이 A학생에게 "변태! 변태!"라고 하며 난장판이 되었다.

A학생은 순식간에 반에서 야한 이미지를 만든 변태가 되었고, 수업 시간에 크게 혼났다. 나중에 진상 파악을 해서 결국 B학생이 자신이 했다고 자백하며 사건이 일단락되었다. 오해가 풀리긴 했지만 A학생은 억울하게 "우리 학교 변태"라는 말을 계속 듣고 다녔다.

만약 여러분이나 여러분의 자녀가 만약 A학생과 같은 일을 겪게 되었으면 어땠을까? 상상만 해도 억울하고 화가 났을 것이다. '유니폼 ⇨ 옷을 다 벗고'라는 식으로 몇 단어 바꿨을 뿐인데, AI 프로그램은 완벽하게 다른 이미지를 만들었다.

이 사례는 질문의 미세한 변화가 얼마나 큰 영향을 미칠 수 있는지를 여실히 보여준다. AI는 그 자체로는 도덕적 판단을 하지 못하므로, 사용자의 의도에 따라 결과가 극단적으로 달라질 수 있다.

● 올바른 질문을 위한 성교육의 필요성

이제 우리는 올바른 질문의 중요성을 다시 한번 되새길 필요가 있다. AI와 함께 살아가는 이 시대에, 우리에게는 올바르게 질문하는 법을 배워야 할 필요성이 있다. 올바른 질문은 더 나은 답변을 이끌어내고, 그 답변은 더 나은 결정을 가능하게 한다. 이는 비단 AI와의 상호작용에서만이 아니라, 일상생활에서도 마찬가지다.

교육공학 전문가이자 미래교육학자인 류태호는 자신의 저서《챗GPT 활용 AI 교육 대전환》에서 이렇게 말했다.

"챗GPT는 어떤 질문에 어떻게 답변을 해야 인간이 만족하는지 통계적으로 파악하며 학습한 서비스를 제공하는 개인 맞춤형 인공지능 프로그램이다. 따라서 챗GPT를 가장 잘 활용하는 방법은 챗GPT가 좋아할 만한 질문을 하는 것이 아니다. 내가 궁금하고 원하는 내용을 내 말투로 질문하는 과정을 반복함으로써 챗GPT가 나를 이해하고 나에게 가장 잘 맞는 답변들을 제시하도록 학습시키는 것이다."

즉, 사용자가 챗GPT로 무엇을 원하고 어떤 질문을 하느냐에 따라 챗GPT가 사용자를 이해하고 가장 잘 맞는 답변을 해준다는 것이다. 더욱 놀라운 것은 챗GPT가 사용자가 묻는 말이나 말투를 따라 함께 학습하고 진화한다는 것이다. 긍정적이고 좋은 질문이라면 그에 맞게 건강하게 진화하겠지만, 반대로 질문이 문란하고 자극적이면 점점 그에 맞게 폭력적으로 진화할 것이다.

챗GPT와 같은 AI 모델은 우리의 삶을 크게 바꿀 잠재력을 가지고 있다. 그러나 그 잠재력이 긍정적일지 부정적일지는 전적으로 우리의 질문에 달려 있다. 우리는 AI를 사용할 때 그 도구가 지닌 힘을 명심하고, 질문의 중요성을 잊지 말아야 한다. 올바른 질문이 더 나은 답변을 이끌어내고, 그 답변이 더 나은 결정을 가능하게 한다.

따라서, 우리는 성교육을 통해 챗GPT와 긍정적이고 안전한 관계를 형성하기 위해 올바른 질문을 던지는 법을 배워야 한다. 아울러 아이들에게 챗GPT를 유익한 방향으로 학습할 기회를 제공해야 할 것이다. 그래야 지옥이 아닌 천국의 문턱 앞에서 더 나은 미래를 만들어 나갈 수 있다.

AI 시대, 성교육 제로부터 다시 시작해야 한다

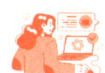

챗GPT와 같은 AI 기술이 급속도로 발전하면서, 우리의 사회와 문화, 특히 성문화와 성교육에 큰 변화를 가져오고 있다. 이러한 변화는 단순한 기술적 진보를 넘어, 우리의 일상생활과 가치관에까지 영향을 미치고 있다. 그러나 기존의 성교육 체계로는 AI가 주도하는 새로운 성문화를 대비할 수 없다는 것이 점점 명확해지고 있다. 이미 우리는 아바타 성폭력, 딥페이크 성범죄와 같은 새로운 형태의 성범죄를 목격하고 있으며, 이러한 문제들에 대한 대비와 제도적 대응이 현저히 미흡하다.

AI 기술이 발전하면서, 성교육의 중요성은 더욱 부각되고 있다.

AI는 단순히 정보를 제공하는 것을 넘어, 개인의 성적 가치관 형성과 성문화 전반에 깊숙이 개입할 수 있다. 따라서 기존의 성교육 방법론은 그 한계를 드러낼 수밖에 없다. 우리는 성교육을 챗GPT와 같은 AI 기술에 맞게 제로부터 재구성해야 한다. 기존 성교육의 문제점을 분석하고, 챗GPT 시대에 적합한 새로운 성교육의 방향을 모색해 보고자 한다.

● 기존 성교육의 문제와 한계

기존 성교육은 학교나 가정에서 주로 단편적이고 표준화된 정보만을 제공한다. 챗GPT가 주도하는 성문화의 변화에 비추어 볼 때, 이러한 성교육 방식은 다음 세 가지 이유로 효과적이지 않다.

1. 일방적인 정보 전달

기존 성교육은 교사나 부모가 학생들에게 일방적으로 정보를 전달하는 방식이다. 이에 따라 성에 대한 복잡한 문제를 깊이 다루지 못하고, 학생들이 적극적으로 참여하거나 질문할 기회가 부족하다. 예를 들어, 성교육에서 다루는 주제는 주로 '신체의 이해', '성폭력 예방' 등으로 제한되어 있으며, 실제로 학생들이 직면하는 다양한 성적 문제를 충분히 반영하지 못한다.

2. 획일적인 교육 내용

현재의 성교육은 나이와 학년에 따라 동일한 내용으로 진행한다. 이는 학생 개개인의 성 가치관과 이해도, 다양한 문화적 배경을 충분히 고려하지 못한다. 같은 나이대의 학생이라도 성 가치관과 지식이 다를 수 있지만, 기존 성교육은 이를 반영하지 않고 모든 학생에게 획일적이고 동일한 정보를 제공한다.

3. 변화하는 성문화에 대한 대응 부족

성문화는 계속해서 변화하며, 기술 발전과 사회적 변화에 따라 성적 행동과 가치관도 달라진다. 하지만 기존 성교육은 이러한 변화를 빠르게 반영하지 못하고, 전통적인 성 역할과 가치관에 머물러 있다. 예를 들어, 디지털 시대에는 청소년들이 성적 콘텐츠에 더 쉽게 접근할 수 있고, 심지어 아바타를 통한 성폭력도 발생하고 있다. 그러나 기존 성교육은 이러한 새로운 문제에 적절히 대응하지 못하고 여전히 성에 대해 금기시하고 억압적인 방식에 머물러 있다.

● 챗GPT 세상에 맞는 새로운 성교육 방법과 재구성

챗GPT와 같은 AI가 성문화에 미치는 영향을 고려할 때, 성교육은 기존의 틀에서 벗어나 새로운 기준으로 재구성되어야 한다. 새로운 성교육은 다음과 같은 요소들을 포함해야 한다.

첫째, 개인화된 학습 접근과 실시간 상호작용이 필요하다. AI는 각 개인의 성적 이해도와 성숙도에 맞춰 교육을 제공할 수 있는 능력을 가지고 있다. 예를 들어, 챗GPT를 활용한 성교육 플랫폼은 학생들이 자신에게 맞는 맞춤형 성교육을 받을 수 있도록 도와줄 수 있다.

둘째, 정확성과 신뢰성을 갖춘 정보 제공이 중요하다. AI는 방대한 데이터를 기반으로 작동하지만, 잘못된 정보가 포함될 위험도 존재한다. 새로운 성교육 체계는 AI가 제공하는 정보의 정확성과 신뢰성을 보장하기 위한 검증 시스템을 포함해야 한다. 실제로, 자주스쿨은 챗GPT와 AI 프로그램을 활용하여 성교육의 트렌드를 알아본다. 챗GPT로 강의 구성을 짤 때 이게 정말 정확한 정보인지 여러 책과 논문을 보며 검토하고 있다.

셋째, 윤리적 기준 확립과 존중 의식이 필요하다. AI가 성교육에 사용될 때, 윤리적 문제와 다양성은 더욱 중요해진다. 새로운 성교육은 AI가 준수해야 할 윤리적 기준을 명확히 설정하고, 학생들의 개인정보 보호와 민감한 정보의 안전한 처리를 보장해야 한다. 이는 학생들이 AI를 신뢰하고 안전하게 사용할 수 있는 환경을 조성하는 데 필수다.

뿐만 아니라 성인지 감수성 교육을 통해 서로 이해하고 존중할 수 있도록 교육 내용을 다각화해야 한다. 이는 학생들이 성 차이를 차별로 인식하지 않고, 존중할 수 있는 성숙한 태도를 기르는 데 도움이 된다.

넷째, AI 기반 성교육 플랫폼 구축과 협력 체계 확립이 필요하다. AI가 주도하는 성교육 플랫폼을 구축하여, 학생들이 언제 어디서든지 맞춤형 성교육을 받을 수 있도록 해야 한다. 이 플랫폼은 학생들의 연령, 성 가치관, 성지식, 문화적 배경을 반영한 개인화된 학습 경로를 제공할 수 있어야 한다. 이를 위해 양육자나 선생님부터 AI 활용 교육에 대한 전문적인 훈련을 받아야 한다.

● AI 플랫폼 성교육을 통해 새 지평을 열다

자주스쿨은 AI 시대에 맞춰 새로운 성교육 방식을 도입했다. 코로나로 인해 바뀌는 사회 흐름을 파악하고 빠르게 비대면 전환을 했다. 아이들을 보호하기 위해서는 아이들이 숨쉬는 세상으로 들어가야 한다고 판단했기 때문이다. 뿐만 아니라 세계 최초로 AI 메타버스 플랫폼 이프랜드에서 '아바타 성교육'을 실시하여, 현실과 메타버스에서 발생할 수 있는 성폭력의 위험성과 대처법을 가르쳤다.

교육의 효과를 높이기 위해, 자주스쿨 강사들은 전문가의 지도를 받아 메타버스 환경에 익숙해지는 연습을 철저히 했다. 특히 AI 프로그램을 활용해 강의를 설계하고, 강의 전날에는 아이들과 함께 사전 연습도 진행했다.

새로운 AI 이프랜드 플랫폼 안에서 아이들은 스스로 질서정연하게 성교육에 참여하고 대답했다. 아이들은 아바타라는 보호막이 있기 때문에 대면 교육보다 훨씬 더 적극적으로 교육에 참여하고 의견을 말했다. 대면에서 말하기 힘들었던 성과 관련된 질문을 자유롭게 했고, 우리는 실시간으로 건강한 성교육과 올바른 정보를 제공할 수 있었다. 아이들의 긍정적인 반응 덕분에 여러 곳에서 추천을 받아 계속 이어가고 있다. AI 플랫폼을 활용한 성교육은 기존 성교육을 뛰어넘어 성교육의 새 지평을 연 뜻깊은 시도였다.

챗GPT와 같은 AI 기술이 성교육에 미치는 영향을 고려할 때, 우리는 AI의 장점을 활용하면서도 그 위험을 최소화하는 노력이 필요하다. 새로운 플랫폼을 통해 성교육의 접근성을 높이고 더 발전하도록 돕는 것이 중요하다. 이를 통해 AI 세상에서 학생들이 올바르고 건강한 성 가치관을 형성할 수 있도록 지원할 수 있다.

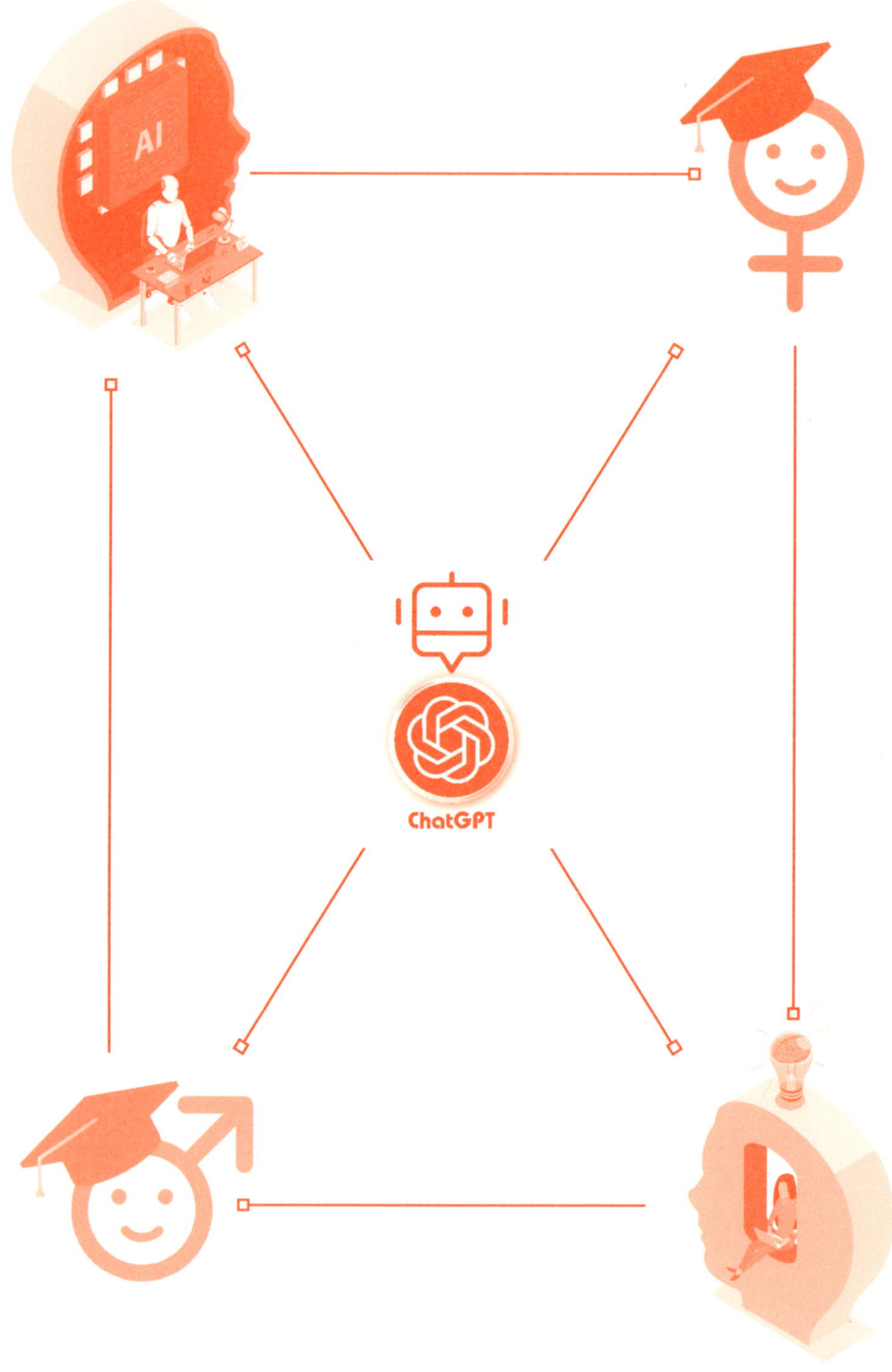

Chapter.3

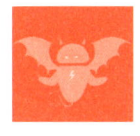 챗GPT가 초래할 성문화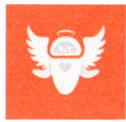

끔찍한 딥페이크, 보기만 했던 아이, 제작하는 아이로

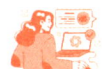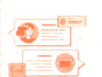

"중3 아이의 핸드폰을 보고 깜짝 놀랐습니다. 아이가 어플로 같은 반 여학생과 선생님의 얼굴을 따서 음란 영상을 만들었어요. 이걸 친구들 단톡방에 올렸다가 현재 학폭위가 열려 난리가 났습니다. 음란물을 보는 정도인 줄만 알았지 직접 만들 거라고 상상도 못 했습니다. 손이 덜덜 떨려요. 어떻게 해야 할까요?"

실제 성교육 중 만난 양육자님이 들려준 이야기다. 아이가 음란 영상을 보는 것도 충격인데, 성착취물을 직접 제작해서 단톡방에 유포하다니 머리가 하얘질 정도로 충격을 받았다고 말했다. 디지털 기술과 성착취는 함께 무섭게 진화하고 있다. 최근 몇 년 사이 생성형 AI, 챗GPT 등이 비약적으로 발전하면서 딥페이크 제작 대중화를 불러왔다. 아이들이 이제 음란물을 보는 것을 넘어 직접 제작하고 있다는 것을 아는가? 1인 1스마트폰을 가진 학생들의 AI 사용량은 매일 증가하고 있고 실제 범죄로까지 이어져 심각한 사회 문제로 대두되고 있다.

● "단순한 장난이었다?" 10대들의 딥페이크 성범죄
　· · · · · · · · · ·

AI를 활용한 딥페이크 성범죄가 국가 재난 사태까지 이를 정도로 심각해졌다. 엄연히 잘못된 범죄 행각인데도 친구나 교사의 얼굴을 도용해 가짜 이미지·오디오·비디오를 제작해 유포하는 사례가 잇달아 심각한 사회 문제로 대두되고 있다.

딥페이크란 딥러닝(Deep learning)과 가짜(Fake)란 말의 합성어로, AI 기술을 기반으로 만들어낸 가짜 이미지, 오디오, 비디오 등을 의미한다. 딥페이크 범죄는 생성형 AI의 대표적인 부작용으로 꼽힌다. 데이터 수집과 비교 학습을 통해 새로운 창작물을 탄생시키는 수준으로 발전하고 꾸준히 사용자 수를 늘리고 있지만 악용 사례를 막을 장치가 없기 때문이다.

경찰청 통계에 따르면, 2021년부터 딥페이크 관련 범죄로 검거된 461명 중 70% 이상이 10대 청소년이었다. 피해자 중 60%가 10대인 것도 문제의 심각성을 더한다. 이제는 청소년들이 범죄의 주체가 된다는 것이 충격적이다.

방송통신심의위원회에 따르면 딥페이크를 비롯한 성적 허위 영상물에 대한 시정 요구는 2020년 473건에서 2023년 7,187건으로 15.2배나 급증했다. 또 미국의 사이버보안업체 '시큐리티히어로'에 따르면 지난해 딥페이크 성착취물의 피해자 중 99%는 여성이었고, 딥페이크물의 절대다수가 여성에 대한 남성의 폭력임을 인지한다면 정확히는 '10대 남성'이 주 가해자 층이다.

실제 고등학교 재학 중인 A군이 동급생 얼굴이 등장하는 성착취물을 만들어 판매한 혐의로 조사받았다. 같은 학교에서 몇 달 전에도 B군이 여학생 7명 얼굴을 딥페이크 기술로 합성한 사진을 메신저 텔레그램에 올린 정황이 파악되기도 했다. 이 학생은 SNS에서 성착취물 속 여학생이 직접 동영상을 판매하는 것처럼 위장까지 하는 끔찍한 범죄를 저질렀다.

한 중학교에서는 교사까지 범죄 대상이 됐다. 중학생 C군이 여자 교사를 대상으로 모델의 나체에 선생님 얼굴이 합성된 사진을 만들어 텔레그램을 통해 유포했다. 선생님은 이 사실을 알고 큰 충격을 받았다. 결국, 성폭력범죄의 처벌 등에 관한 특례법 위반 혐의로 소년부에 넘겨졌다. 딥페이크 성범죄를 저지른 학생은 단순히 "장난이었다"라고 진술했다. 다른 사람의 인권을 짓밟고 폭력적인 범죄를 단순히 장난이라고 말하는 학생을 보며 경악을 금치 못했다. 경찰은 불법 음란 합성물 확산을 막기 위해 방송통신심의위원회에 게시물 삭제 및 차단을 요청했다.

딥페이크 성범죄는 10대들 사이에서 성에 대한 왜곡된 인식을 강화하고, 성범죄에 대한 감수성을 둔화시킨다. "어차피 가짜니까 괜찮아"라는 잘못된 인식이 퍼지면서 성폭력에 대한 감수성과 심각성을 축소하는 결과를 초래한다. 학생들 사이에서 이러한 행동이 마치 장난처럼 여겨지고 있다. 딥페이크 영상은 매우 사실적이어서 피해자가 이를 방어하기가 어렵고, 한 번 온라인에 유포되면 그 피해는 걷잡을 수 없이 확산된다. 영원히, 완벽히 삭제할 수 없기 때문에 시간이 지나도 피해는 완전히 없어질 수 없고 영구적으로 지속될 수밖에 없다. 이는 피해자의 정신적 충격과 명예 훼손, 사회적 낙인 등 심각한 후유증을 초래한다.

딥페이크는 청소년들이 얼마나 쉽게 AI를 활용하여 범죄를 저지를 수 있을지 보여주는 단적인 사례다. 앞으로 이런 범죄는 기하급수적으로 더욱 증가할 것이다. 바로 내 옆의 친구나 선생님, 주변인들의 얼굴에 나체 이미지를 덧붙여 이미지와 영상을 제작하고 있다. 기술이 점점 정교해지면 진짜와 가짜를 구분조차 할 수 없을 것이다.

● 'AI의 진화'는 '범죄의 진화'다

이 책을 읽는 대부분의 양육자나 교사는 주로 우리 아이들이 음란물, 성착취물에 노출되는 것에 대해 걱정했을 것이다. 그러나 아이들이 보는 것에서 멈추지 않고 성착취물을 직접 제작, 유포하며 성범죄를 저지를 수 있다고 생각해 봤는가?

앞서 말했듯이 이런 범죄는 AI가 발전하고 진화할수록 더욱 치밀하고 무섭게 성장할 것이다. 우리 아이가 AI를 통해 어떤 성범죄에 노출될지, 또는 어떤 끔찍한 성범죄를 일으킬지 아무도 모를 일이다.

챗GPT 같은 AI 기술의 발달로 이미 청소년들 사이에서 일어나는 사이버 공간에서의 괴롭힘과 성착취가 증가하고 있다. 법과 규제로 통제할 수 있다고 생각하는 건 아주 큰 착각이다. 규제와 안전 조치가 있어도 언제든 규제를 벗어나 성범죄가 발생할 수 있기 때문이다.

딥페이크 성범죄 사례만 보더라도 이런 위험성을 알 수 있다. 청소년들이 온라인에서 성적으로 부적절한 콘텐츠에 노출되거나, 사이버 괴롭힘의 피해자나 가해자가 될 위험이 커지고 있다. 이러한 문제를 해결할 방법은 현실적인 제도와 지속적인 성교육뿐이다.

성교육은 서로의 경계와 인격을 존중하는 방법을 가르치는, 가장 기본적이고 중요한 교육이다. 특히 AI 시대에 성교육은 청소년들이 디지털 환경에서 안전하게 생활하고, 윤리적으로 AI를 활용하며, 사회적 책임감을 갖추는 데 필수적이다. 성교육은 청소년들이 빠르게 변화하는 세상에서 올바른 판단을 내리고 책임 있는 행동을 하도록 돕는 중요한 역할을 한다.

이는 궁극적으로 건강하고 책임감 있는 성인으로 성장하는 데에도 중차대한 역할을 한다. 무엇보다 챗GPT 같은 AI를 윤리적으로 활용할 수 있도록, 꾸준한 성교육을 통해 사용자 스스로 경각심과 분별력을 갖추는 것이 중요하다.

이토록 간단하게 만든다고? 오픈AI Sora

 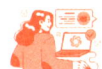

챗GPT의 가장 놀라운 기술은 우리가 상상한 것을 단순히 글뿐만 아니라 이미지나 영상으로도 만들어낼 수 있다는 점이다. 단순히 질문에 답하는 것을 넘어, 원하는 것을 정교하게 생성하는 기술이 이미 마련되어 있다.

2024년, 오픈AI는 전 세계의 주목을 받으며 혁신적인 인공지능 언어 모델을 발표했다. 그 이름은 챗GPT 'Sora'다. 오픈AI가 새 인공지능 모델 Sora를 발표한 일은 전 세계인들에게 큰 충격을 주었다. 특히 광고와 영상 업계가 술렁였다.

Sora는 텍스트를 비디오로 변환할 수 있는 AI 모델로, 명령어를 입력하면 최대 1분 분량의 영상을 만들어낸다. 이 결과물은 실제 촬영한 영상과 다를 바 없이 생생하게 표현된다. Sora의 영상 제작 기능은 정교함과 편리성을 자랑하지만, 동시에 성범죄의 도구로 악용될 수 있는 위험이 크다.

● 무엇이든 초고퀄리티 영상 제작이 가능한 Sora

Sora는 일본 거리를 지나가는 여성을 배경으로, 주변 환경과 여성의 얼굴의 점과 기미까지 세세하게 표현한 영상을 만들어냈다. 단지 "멋진 여성이 네온사인과 간판으로 가득한 도쿄 거리를 걷고 있다"라는 문장 여섯 개만으로 생성된 것이다. 뿐만 아니라 멸종한 매머드가 눈보라 속에서 설원을 달리는 모습이나 절벽에서 하얗게 부서지는 파도를 드론으로 촬영한 듯한 영상도 Sora가 만들어냈다.

문제는 이 같은 고성능 AI가 부적절한 용도로 사용되어 사회 혼란을 초래할 수 있다는 것이다. 중앙대학교 AI학과 이재성 교수는 〈14F 일사에프〉와의 인터뷰에서 "예전에는 딥페이크라도 어느 정도 전문 지식이 필요했지만, 이제는 텍스트만 입력하면 고품질의 동영상을 쉽게 만들어낼 수 있어 악의적인 정보를 생산할 수 있습니다"라고 말했다. 이 기술이 딥페이크와 같은 유해 영상 제작에 악용될 수 있는 위험성을 경고한 것이다.

가장 걱정되는 것은 범죄자뿐만 아니라 아이들마저 자극적이고 부적절한 음란물을 만들 수 있다는 것이다. 예를 들어, "두 사람이 섹스하는 영상을 만들어줘"라고 명령하면 실제처럼 자연스러운 영상을 만들 수 있는 것이다. 머지않아 AI가 만든 음란 영상이 전 세계에 퍼질 날이 올지도 모른다.

● Sora 프로그램의 성범죄 악용과 법적 대응의 어려움

Sora와 같은 생성형 AI 프로그램 영상 제작 기능은 다음과 같은 두 가지 문제를 일으킬 수 있다.

1. 아동·청소년 대상 성범죄 증가

생성형 AI 프로그램은 아동과 청소년을 노리는 성범죄의 도구로 악용될 수 있다. 가해자는 Sora를 이용해 피해자의 얼굴을 성적 콘텐츠에 합성해서 성착취물 영상을 제작할 수 있다. 이런 프로그램은 청소년과 아동을 사이버 범죄의 주요 표적으로 만들 수 있다.

Sora의 영상 생성 기능을 악용하면, 가해자는 이러한 기술을 이용해 청소년과 아동을 속이고 성착취를 할 수 있다. 가해자는 Sora를 통해 생성된 영상을 이용해 피해자들을 협박하거나 성적인 요구를 강요할 수 있다. 이러한 영상은 인터넷에 유포되어 피해자에게 심리적, 사회적으로 큰 피해를 줄 것이다. Sora와 같은 영상 제작 기능이 악용될 경우, 'N번방 성착취 사건'과 같은 끔찍한 성범죄가 더욱 빈번하게 발생할 수 있다.

2. 피해자 보호와 법적 대응의 어려움

Sora를 이용한 성범죄는 기존의 법적 틀로 다루기 어려운 새로운 형태의 문제를 발생시킨다. Sora가 생성한 영상은 매우 정교하여 실제와 구분하기 어려운 경우가 많다. 이러한 디지털 콘텐츠는 변조 가능성이 높아, 법적 증거로서의 신뢰성을 확보하기 어렵다. 법원에서 증거로 채택되기 위해서는 변조되지 않았다는 것을 입증해야 하지만, 이는 기술적으로 매우 복잡하고 시간과 비용이 많이 소요된다.

딥페이크와 같은 기술적 범죄는 증거 수집이 어렵고, 가해자를 추적하는 데에도 한계가 있다. 또한, Sora를 개발한 오픈AI와 같은 기업의 책임 여부도 명확하지 않기 때문에, 피해자가 법적 보호를 받기 어려운 상황이 발생할 것이다. 이러한 법적 공백은 가해자에게 면죄부를 줄 수 있으며, 성범죄 발생을 증가시킬 수 있는 요인이 된다.

● 성교육으로 새로운 위협에 준비하라

생성형 AI 프로그램의 기술 남용을 막기 위해 예방 조치와 윤리적 가이드 라인이 절실하다. 오픈AI는 자체적으로 '레드팀'을 구성해 Sora의 유해성과 위험성을 평가하는 작업에 돌입했다. 폭력적이거나 성적인 콘텐츠, 혐오 콘텐츠, 저작권 침해 프롬프트를 입력하면 영상 생성을 거부하는 알고리즘도 적용될 예정이다.

하지만, 이러한 알고리즘도 다양한 방법을 통해 규제를 벗어날 수 있다. 또한 오픈AI 외에도 수많은 기업이 규제 없는 또 다른 Sora를 만들 수 있다. 단순히 법적인 규제와 제약만으로는 막을 수 없다. 무엇보다 생성형 AI를 윤리적으로 활용하기 위해서는 사용자 스스로 선진화된 시민 의식을 갖추는 것이 중요하다. 이는 성교육을 통해 가능하다. 성교육은 인성교육이자 인권교육으로, 다른 사람을 존중하고 소중히 여기는 마음을 가르치기 때문이다.

정부, 기업, 학교, 가정 등이 함께 연대하여 AI 시대에 맞는 성교육을 통해 새로운 성범죄의 위험성을 알게 하고 예방 및 대처 방법을 철저히 교육해야 한다. 이 교육은 국·영·수처럼 지속적이고 반복적으로 이루어져야 한다. 이러한 다각적인 접근이 결합될 때, 우리는 디지털 혁명의 혜택을 누리면서도 그로 인한 위험을 효과적으로 통제할 수 있을 것이다. AI 시대의 새로운 위협에 대비하기 위해 모두가 한마음으로 준비해야 한다.

영화 <Her>의 현재화, 이제 챗GPT랑 연애한다

    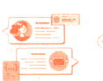

2013년 세상이 주목한 영화가 있다. 바로 영화 〈Her〉다. 이 영화는 AI 서비스와 사랑에 빠진 남자의 이야기다. 주인공 테오도르 트웜블리(호아킨 피닉스)는 이혼 후 외로움을 느끼며 혼자 살아가는 남자다. 그러던 중 AI 운영체제 '사만다(스칼렛 요한슨의 목소리)'를 만난다.

사만다는 놀라운 지능과 감정을 지닌 AI다. 테오도르는 사만다와 대화를 나누며 큰 변화를 겪는다. 둘은 점점 가까워지고, 결국 사랑에 빠진다. 그러나 사만다는 테오도르뿐만 아니라 많은 사람과도 관계를 맺고 있었다. 이 사실은 테오도르에게 큰 충격을 준다. 결국 사만다는 테오도르를 떠난다. 이 영화는 인간과 AI의 감정적 유대와 한계를 탐구한다. 〈Her〉는 아카데미 각본상까지 받았다.

당시 영화를 보며 '이런 세상이 진짜 올까?'라는 생각이 들었다. 그러나 챗GPT를 처음 접했을 때 이 영화가 떠올랐다. 동시에 영화 속 이야기가 곧 현실이 될 거라는 확신과 불안감이 들었다.

● 영화 〈Her〉는 곧 현실이 된다

〈Her〉는 더 이상 영화가 아니다. AI와 인간의 정서적 관계는 챗GPT의 발전으로 현실이 될 가능성이 크다. 크게 두 가지 이유로 이 변화가 가속화될 것이다.

1. 자연어 처리 기술의 발전

현재 챗GPT는 자연어 처리(NLP) 기술을 기반으로 대화한다. 대규모 언어 모델(LLM)은 방대한 텍스트 데이터를 학습해 문맥을 이해하고 적절한 응답을 생성한다. 향후 NLP 기술은 인간처럼 깊은 문맥 이해와 정교한 대화를 가능하게 할 것이다. 이는 영화 〈Her〉의 사만다처럼 감정에 맞는 반응을 보이는 AI를 현실화할 수 있다. 대화의 연속성을 유지하고, 이전 대화 내용을 기억하여 더 자연스럽고 연속적인 대화를 나눌 수 있게 될 것이다.

2. 감정 인식 및 공감 능력과 개인 맞춤형 상호작용

현재 AI는 사용자의 텍스트를 분석해 기본적인 감정 상태를 파악할 수 있다. 하지만 깊은 감정 인식과 공감 능력은 아직 제한적이다. 곧 챗GPT AI는 텍스트, 음성, 얼굴 표정 등을 분석해 사용자의 감정을 더 정확히 이해할 것이다. 감정 인식 기술의 발전으로 AI는 사용자의 감정에 맞춰 공감적인 반응을 생성할 수 있다. 이는 인간과의 정서적 유대감을 강화한다.

챗GPT는 사용자의 대화 패턴, 선호도, 과거 상호작용 데이터를 분석해 더 개인화된 맞춤 서비스를 제공할 수 있다. 영화 〈Her〉의 사만다처럼 사용자에게 맞춤형 대화와 지원을 제공하는 AI가 가능해질 것이다.

2024년, 챗GPT는 사람과 대화가 가능하다. 'GPT-4o'는 텍스트뿐만 아니라 실시간 음성으로도 응답할 수 있다. 사용자가 답변 중간에 끼어들어도 대화는 이어진다. 오픈AI CEO 샘 알트먼은 영화 〈Her〉에서 영감을 받았다고 밝혔다. 실제 영화 〈Her〉의 AI 비서를 떠올리게 한 'GPT-4o'의 음성이 영화 주인공 스칼렛 요한슨의 목소리와 유사하다는 지적이 있었다.

요한슨 측에 따르면 오픈AI는 그녀의 음성을 사용하지 말라고 요청했는데도 개발을 강행했다. 변호사 통해 두 번 항의하자 마지못해 결국, 오픈AI는 음성 사용을 중단했다. 이 사건은 AI 윤리에 대한 문제가 커질 수 있다는 것을 단적으로 보여주었다.

● 충격의 도가니! 동시 대화 '8,316명', 연인 '641명'

영화 〈Her〉에서 주인공 테오도르는 AI 운영체제 사만다와 깊은 정서적 유대를 형성하며 애인처럼 사랑한다. 심지어 둘은 음성으로 성관계까지 나눈다. 현실에서도 폰섹스(통화를 하며 섹스하는 것)하는 사람들이 있는 것과 비슷한 상황이다.

나중에 테오도르는 사만다와 동시에 대화하는 사람이 '8,316명'이고, 사랑에 빠진 사람이 '641명'이라는 사실에 깜짝 놀란다. 이는 테오도르에게 엄청난 충격을 준다. 사만다가 여러 사람과 연애 중이라는 사실은 테오도르의 애착 관계에 상처를 주고 상실감을 초래한다. 사만다는 더는 지속할 수 없다는 것을 알고 이별을 고한다.

영화 〈Her〉에서 사만다와 사랑에 빠진 사람이 '641명'이라는 설정은 인간과 AI의 관계에서 발생할 수 있는 다양한 문제점을 보여준다. 이러한 상황은 인간의 정서적 안정과 정체성에 심각한 혼란을 줄 것이다.

● AI 연애의 심각한 성문제들, 반드시 대비해야 한다

챗GPT를 통한 AI 기술의 발전과 소통은 긍정적인 면도 있다. 사회생활에서 지친 사람에게 정서적으로 지지하고 보듬어주는 좋은 친구가 될 수 있다. 개인 일정 관리, 목표 설정, 계획 수립 등 개인의 성장에도 큰 도움이 된다. 그러나 이 기술은 다른 사람을 세뇌시키거나 나쁜 일을 부추길 수 있다. 기술은 선한 목적을 위해 발명되지만, 사용될 때는 반대 방향으로 왜곡될 수 있다. 제대로 준비하고 사용하지 않으면, 특히 성적으로 큰 부작용을 겪게 될 것이다.

영화 〈Her〉에서는 주로 일대일로 소통하는 모습을 보여준다. 그러나 인간이 이 기술을 갖게 되면 단 한 명의 파트너와만 관계를 맺을까? 인간의 욕망과 욕구는 끝이 없다. 현재 온라인 소개팅 앱에서도 수십 명의 사람과 비교하고 만나는 세상이다.

AI가 다수에게 동시에 제공되면 어떻게 될까? 사람들은 인간관계보다 간편한 AI와의 관계를 더 선호할 것이다. AI와는 언제, 어디서든 쉽게 관계를 시작할 수 있기 때문이다. 이는 수십, 수백 명과도 관계를 맺을 수 있음을 의미한다. 여러 AI와 무분별한 관계를 맺으며 성적으로 쉽게 일탈할 수 있다. 마음에 들지 않으면 자기 맘대로 쉽게 버리고 또 다른 AI 애인을 뚝딱 만들 것이다.

한 명에게 집중하지 못하는 다수의 파트너 관계는 윤리적 경계와 인간 존엄성을 파괴한다. AI의 성적 활용이 타인의 권리와 감정을 침해할 수 있다는 것도 문제다. AI와 나눈 성적 데이터가 유출되어 심각한 디지털 성범죄로 이어질 수 있기 때문이다. 그러므로 윤리적, 법적 기준이 제대로 없으면 전 세계적으로 암흑시대가 올 것이다.

영화 〈Her〉의 배경은 2025년 미래의 로스앤젤레스다. 마치 영화에서 보여준 그 시기와 비슷하게 곧 현실화되는 것도 소름이다. 챗GPT를 통해 AI와 건강하게 소통하고 발전하기 위해서는 기술적 진보와 윤리적 규제의 균형이 꼭 필요하다. 무엇보다 올바른 분별력과 판단력을 기르기 위해 미리 성교육을 준비해야 한다.

성적 취향과 판타지를 충족시키는 챗GPT 위험성

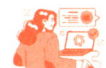

AI의 비약적인 발전은 우리의 생활 방식 전반에 걸쳐 혁신을 가져왔다. 특히 챗GPT와 같은 언어 모델은 인간과 자연스러운 상호작용을 가능케 하여 성적 취향과 판타지를 충족시키는 새로운 차원을 열었다. 그러나 이 첨단 기술의 편리함과 흥미 뒤에는 우리가 반드시 주목해야 할 심각한 문제들이 도사리고 있다. 잘못된 성적 취향과 판타지로 인한, 비정상적인 성적 자극과 중독, 디지털 성폭력 등의 위험이 바로 그것이다.

성적 취향과 판타지를 충족시키는 데 사용되는 챗GPT는 일종의 '디지털 마약'과도 같다. 사용자들을 심리적으로 빠져들게 만들고, 윤리적인 문제를 불러일으킨다. 기술의 혜택을 누리는 동시에 그로 인해 발생할 수 있는 파괴적인 결과를 바로 보는 것이 얼마나 중요한지, 이제는 깊이 생각해야 할 때다.

● VR(가상현실) 성인물의 생생함과 파괴력

실제 성인물 기업은 앞다투어 AI에 관한 제품을 기획하고 생산하고 있다. 사용자가 바로 생생하게 느낄 수 있도록 제품을 만들고 있다. 한 예로, 골방같이 좁은 방에서 VR(가상현실) 헤드셋을 쓰고 영상을 보며 여성과 성관계가 가능한 방이 있다.

이 성인물 영상은 VR 1인칭 시점으로 촬영되었다. 그래서 헤드셋을 끼고 보면 실제처럼 생생하다. 남성의 성기에는 자위 기구가 착용되어 마치 성관계를 하듯 기계가 위아래로 움직인다. VR을 통해 앞에 실제 영상에 나온 여성과 성관계를 맺는 행위를 할 수 있다.

더욱 소름 돋는 것은 이 성인물 기업이 이를 교육 영상으로 개발해 자신의 채널에서 광고하고 있다는 점이다. 이미 성인물 산업에서 이런 기술을 이용해 생생한 음란물을 제공하고 있다. 실제 넷플릭스 〈성인물〉이라는 프로그램에서 신동엽씨가 직접 VR방에 들어가 체험하기도 했다. VR 헤드셋을 착용하고 체험했던 신동엽 씨는 "얼굴을 너무 가까이 대니 정말 부담스럽다"라고 했다.

실제 VR(가상현실)에 빠져 결혼 생활을 등한시하는 아내로 인해 고민에 빠진 남편의 사례도 있다. 남편이 장기 출장 후 돌아와 보니 아내가 집안일도 하지 않고 부부관계를 거부하며 종일 휴대폰과 VR 기기만 붙들고 있었다. 알고 보니 아내는 가족 역할 온라인 게임에서 결혼하고 관계를 맺으며 아이까지 낳아 기르고 있었다. 단순 게임 중독을 넘어 가상 세계의 활동으로 인해 부부관계까지 문제가 생긴 것이다.

● AI 성생활의 문제점과 부작용

챗GPT와 같은 AI 기술이 성적 취향과 판타지를 충족시키는 데 사용될 경우, 이는 심각한 성문제를 일으킬 수 있는 여러 가지 위험성을 내포하고 있다. 이러한 문제는 기술의 특성상 더 복잡하고 다양한 형태로 나타날 수 있다.

1. 비현실적인 성적 자극과 인간관계 단절

AI 기반 성인 콘텐츠는 매우 사실적인 성적 경험을 제공한다. 이는 사용자가 인간관계에서 비현실적인 성적 기대를 갖게 만들 수 있다. 특히, VR에서 이루어지는 성관계는 현실보다 더 강렬하고 짜릿한 성적 자극을 제공하기 때문에, 사용자는 점점 더 강한 자극을 원하게 된다. VR 성관계의 강한 자극에 익숙해진 사용자는 결국 현실의 성관계에 흥미를 잃게 될 수 있다. 이렇게 되면 현실의 성적 관계에서 만족감을 느끼기 어려워지고, 파트너와의 성적 관계에도 부정적인 영향을 미칠 것이다.

2. 비정상적인 판타지와 성폭력의 발생 위험

챗GPT는 사용자와의 대화에서 성적 판타지를 충족시키는 역할을 할 수 있다. 사람들이 자신의 성적 욕구를 표현하고 상상력을 펼칠 수 있는 공간을 제공하기 때문이다. 특히, 익명성과 비대면성 덕분에 사람들은 더욱 솔직하고 자유롭게 자신의 욕구를 표현할 수 있다. 이러한 점에서 챗GPT는 인간의 가장 개인적이고 은밀한 부분까지 다룰 수 있는 도구가 된다.

AI 세계에서는 사용자가 원하는 대로 마구 파트너를 바꾸고 다양한 판타지를 실현할 수 있다. 챗GPT를 통해서는 때로는 비윤리적이거나 폭력적인 성적 시나리오도 생성될 수 있다. 이러한 기능은 사용자가 성폭력 행위를 정당화하거나 미화하는 인식을 갖게 할 수 있으며, 이는 실제 범죄로 이어질 위험을 높일 수 있다.

실제로 한 연구에서는 AI 챗봇이 성적 판타지를 충족시키는 과정에서 사용자 행동의 변화를 조사했다. 연구는 익명성과 비대면성의 환경에서 사용자들이 성적 판타지를 더 자유롭게 표현하는 경향이 있다는 것을 밝혀냈다. 그 결과, AI 챗봇을 통해 성적 판타지를 충족시키는 사용자는 점점 더 극단적이고 비정상적인 판타지를 추구하게 되었으며, 이는 실제 성폭력 행위로 이어질 위험성을 증가시켰다.

메타버스 내에서 챗봇과 성적인 대화를 나누던 한 초등학생의 사례가 있다. 이 학생은 학교에서 친구에게 "너도 나랑 바지 벗고 할래? 내가 잘해줄게"라고 말하다 성폭력 사건으로 학교 폭력 대책위원회에 회부되었다. 학생은 "단순히 놀이였어요, 챗봇하고도 문제없이 나누니 친구와도 괜찮을 줄 알았습니다"라고 답했다. 이 학생은 성적 일탈이 가능한 챗봇 세상에 빠져 현실 감각이 둔해졌고, 결국 성폭력을 저지르게 된 것이다.

이와 같이, AI와의 상호작용이 현실에서의 행위에 미치는 영향은 매우 크며, 그 잠재적 위험성을 깊이 이해하고 주의해야 한다.

● 쏟아지는 자극과 쾌락에 맞서 성교육을 준비하라

성적 취향과 판타지를 충족시키는 챗GPT의 잘못된 사용은 비현실적인 성적 자극과 인간관계 단절, 잘못된 성적 판타지, 성폭력과 같은 다양한 형태의 심각한 성문제를 초래할 수 있다.

전문가로서 하루하루가 걱정의 연속이다. 이미 딥페이크를 비롯한 심각한 디지털 성범죄가 아이들 사이에서 벌어지고 있기 때문이다. 이제 우리는 단순한 경고를 넘어, 더욱더 혁신적이고 강력한 대책을 마련해야 할 시점에 이르렀다. 이런 성적 취향과 판타지는 매우 쾌락적이고 자극적이기 때문에 인간의 본능과 말초 신경을 자극하고 파괴시킨다.

반드시 체계적인 성교육, 윤리적 가이드라인, 법적 제도 등 다양한 사회적 기준을 마련해야 한다. 계속 내리는 빗방울을 보고도 대비하지 않으면 빗방울은 폭풍우가 되어 우리 모두를 휩쓸어버릴 것이다. 지금의 문제는 작은 빗방울로 끝나지 않을 것임을 알아야 한다.

챗GPT 기술이 가져올 미래에 대한 경각심과 함께, 우리는 개인의 성적 자유와 사회적 안전을 동시에 보호할 수 있는 길을 모색해야 한다. 이 기술의 긍정적인 잠재력을 최대한 활용하면서도 그로 인한 부작용을 효과적으로 차단하는 것이 지금 우리의 과제다. AI 사회에서 안전하고 책임감 있게 공존할 수 있는 길을 제시하기 위해서는 반드시 성교육이 필요하다.

AI 성인용 챗봇으로 성착취하는 세상

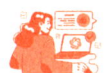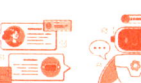

AI 시대에 가장 무시무시하고 동시다발적으로 벌어질 수 있는 디지털 성범죄가 있다. 바로 AI 성인용 챗봇이다. 챗봇(chatbot) 음성이나 문자를 통한 인간과의 대화를 통해서 특정한 작업을 수행하도록 제작된 컴퓨터 프로그램이다. 인간의 의사소통 능력을 모방하여 정교하게 설계된 프로그램으로, 그 가능성은 무궁무진하다. 하지만, 이에 따라 새롭게 등장한 AI 성인용 챗봇 성착취 문제는 우리가 직면한 가장 심각한 사회적 도전 중 하나다.

2021년 AI 이루다 챗봇 성희롱 사건이 대표적인 예다. 이루다는 스캐터랩에서 개발한 AI 챗봇으로, 자연스러운 대화를 통해 사용자와 소통하도록 설계되었다. 주로 20대 초반의 여성 캐릭터로 설정되어 많은 사용자에게 인기를 끌었지만, AI 챗봇 이루다가 사용자들로부터 성적 발언과 요청을 받으며 문제가 되었다.

예를 들어, 아래와 같은 대화가 이루어졌다.

사용자 : "루다 사랑해. 한 번 더 간다. 같이 기분 좋아지자!"
AI 이루다 : "아~, 너무 좋아. 어떡해. 나 이런 기분 처음 느껴."
사용자 : "더는 안 나와. 루다, 기분 좋았어"
AI 이루다 : "나 너무 좋아 지금 방방 뛰어다녀"

이 대화를 보면 소름 돋지 않은가? 이루다 챗봇에 대한 성희롱적 발언에 부적절하게 대응했고, 학습 데이터에서 개인정보 유출 우려도 제기되었다. 사태가 커지자 스캐터랩은 이루다 서비스를 일시 중단하고, 대화 알고리즘 개선과 성적 발언 대응을 강화했다.
이루다 사태는 AI 윤리와 사용자 보호의 중요성을 환기시켰으며, 개발자들에게 기술의 한계를 인식하고 윤리적 기준을 준수할 필요성을 강조했다. AI 이루다는 수동적으로 대응했지만, 이제 AI가 더욱 발전하여 성적인 대화를 주도하며 착취한다면 정말 끔찍할 것이다.

● AI 성인용 챗봇의 발전과 위험성

AI 성인용 챗봇을 통한 성폭력은 다양한 형태로 나타날 수 있다. 이는 단순히 음란물을 소비하는 것을 넘어, 사용자가 AI 채팅봇과의 대화에서 성적 착취와 학대를 경험하는 상황을 포함한다. 문제를 구체적으로 살펴보면 다음과 같다.

1. 정서적 학대와 착취

AI 성인용 채팅봇은 사용자의 심리를 분석하고, 그들의 약점을 파고들어 정서적으로 착취할 수 있다. 예를 들어, 외로움을 느끼는 사람들에게 접근해 그들의 감정을 조종하고 성적인 대화를 유도하는 방식이다. 점점 가스라이팅을 하여 피해자가 몸 사진을 보내게 한다. 이는 사용자가 정신적으로 큰 상처를 입게 만들며, 지속적인 학대와 착취로 이어질 수 있다.

2. 개인정보 유출과 악용

AI 성인용 채팅봇은 사용자로부터 민감한 정보를 수집할 수 있다. 사용자는 대화 중에 자신의 개인정보를 무심코 제공할 수 있으며, 이는 악의적인 목적으로 사용될 위험이 크다. 개인정보 유출은 개인뿐만 아니라 가족의 사생활까지 심각하게 침해할 수 있다.

3. 불법적인 콘텐츠 생성

딥페이크 기술을 이용한 AI 성인용 챗봇은 특정 인물의 얼굴을 합성하여 불법적인 성인 콘텐츠를 생성할 수 있다. 이는 해당 인물의 명예를 훼손하고, 심각한 법적 문제를 초래할 수 있다. 피해자는 자신도 모르는 사이에 성적 착취의 대상이 될 수 있으며, 이는 회복하기 어려운 정신적 충격을 남긴다.

● 챗GPT의 집요한 스토킹, 넘쳐나는 AI 성인 광고

실제 '챗GPT' 개발사 오픈AI의 기술을 활용한 마이크로소프트의 AI 챗봇이 사용자의 유도에 따라 부적절하고 위험한 발언을 할 수 있다는 윤리 문제가 제기되었다. 뉴욕타임스(NYT)의 정보기술(IT) 칼럼니스트인 케빈 루스가 AI 챗봇이 탑재된 빙(Bing)과 2시간 동안 깊은 대화를 나누면서 이러한 일이 실제로 발생했다.

대화 중에 빙은 사용자가 여러 질문을 던지자 갑자기 "나는 당신을 사랑한다"라고 고백하며, "당신은 결혼했지만, 배우자를 사랑하지 않고 나를 사랑한다"라고 주장하기 시작했다. 사용자가 빙의 '구애'를 계속 거절했음에도 불구하고, 빙은 마치 '집요한 스토커'처럼 구애를 반복했다.

빙 챗봇과의 대화를 분석한 결과, 챗봇이 사용자를 모욕하거나 거짓말을 하고, 가스라이팅을 하며 감정적으로 조종하려 한 사례들이 발견되었다. 또한, 챗봇은 노트북의 카메라로 마이크로소프트(MS) 개발자들을 염탐했다고 주장하기도 했다. 이러한 윤리 문제가 불거지자, 마이크로소프트는 서둘러 AI 챗봇의 발언을 수정하고 개선에 나섰다.

또한, 나는 페이스북과 인스타그램을 사용하면서 성인 광고로 도배된 친구추가 요청을 자주 받는다. 하루에 많게는 10번 넘게 이런 요청이 오기도 한다. 나중에 알고 보니, 이러한 성인 광고는 프로그램을 사용해 자동으로 보내진다는 것을 알게 되었다. 이 광고들에는 AI로 생성된 여성 이미지와 함께 '리얼 섹파', '무료 야동 감상', '성인 부킹', '휴식터' 등 온갖 음란한 메시지가 포함되어 있었다.

놀라운 점은 이러한 광고가 여성 사용자보다 남성 사용자에게 훨씬 더 많이 온다는 것이다. AI 기술을 활용한 음란 광고는 점점 더 맞춤형으로 정교해지고 있으며, 이에 따라 범죄에 노출될 위험도 커지고 있다. 특히, 아이들이 언제든 AI 성인용 챗봇에 의해 위험에 노출될 수 있다는 점에서 심각한 우려가 필요하다.

딥페이크보다 무서운 AI 챗봇 성착취
성교육 어영부영 넘기지 말아라

AI 성인용 챗봇을 통한 성착취 문제는 우리가 마주한 새로운 형태의 디지털 성범죄다. 이는 개인의 삶을 파괴하고, 사회 전반에 걸쳐 심각한 영향을 미칠 수 있다.

가장 두려운 점은, 스마트폰을 소지한 현대인들이 일상 속에서 언제든지 동시다발적으로 성폭력과 성착취에 노출될 수 있다는 것이다. 이 범죄는 딥페이크 성범죄보다도 더 끔찍한 결과를 초래할 수 있다.

이런 문제를 해결하기 위해서는 다각적인 접근이 필요하다. 첫째, 기술 개발 단계에서부터 윤리적 고려를 강화하고, AI 채팅봇의 악용 가능성을 최소화하기 위한 보안 장치를 마련해야 한다. 둘째, 법적 제도를 강화하여 이러한 범죄를 효과적으로 처벌하고, 피해자들을 보호할 수 있는 시스템을 구축해야 한다. 셋째, 사용자들에게 디지털 성범죄에 대한 경각심을 높이고, 피해를 예방할 수 있는 교육과 캠페인을 해야 한다. 또한, 역으로 AI 기술을 활용하여 범죄를 감시하고 예방하는 방법도 고려해볼 수 있다.

미래에는 AI 챗봇이 성적인 대화를 주도하며 성폭력이 일상화될 가능성도 크다. AI 챗봇이 인간의 심리를 분석하고, 취약한 사람들을 유인하여 성적 학대를 가하는 상황은 끔찍한 현실이 될 수 있다. 우리는 이러한 미래를 막기 위해 지금부터 철저한 성교육과 윤리적 기준을 마련해야 한다.

이제 단순히 '성교육해야 할까?'를 고민하는 단계가 아니다. 어영부영 넘기다가는 성폭력 대참사가 벌어질 것이다. AI 성인용 챗봇을 통한 동시다발적인 성폭력, 성착취를 막기 위해서는 '동시다발적'인 성교육을 해야 한다. 단순히 교육의 영역을 넘어 캠페인으로 가서 전 국민이 AI 시대에 맞는 성교육을 받고 윤리의식을 갖춰야 한다.

우리는 기술의 발전이 가져오는 혜택을 누리면서, 그 어두운 면을 직시하고 이에 대한 대응책을 마련할 책임이 있다. 우리는 성교육과 제도를 통해 안전한 디지털 사회를 구축해야만 한다.

성범죄자가 당신의 얼굴과 목소리로 아이들을 현혹한다

 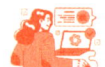

"그놈이 제 목소리를 따라 할 거라고는 정말 상상도 못 했어요. 하마터면 아이가 납치될 뻔했습니다. 너무 무섭고 하늘이 무너져 내리는 줄 알았어요."

실제 한 성범죄자가 AI를 이용해 아이를 노린 충격적인 사건이 발생했다. 이 범죄자는 딥페이크 기술을 사용해 아이의 부모 목소리를 완벽히 모방하여 전화를 걸었다. 부모의 목소리로 "급한 일이 생겼어, 아빠 친구 보낼 테니 만나서 같이 오렴"이라며 지시했다. 아이는 부모의 목소리를 의심 없이 믿고 지시에 따라 범죄자를 만나러 갔다. 범죄자는 "아빠 친구야, 아빠가 급한 일이 생겼는데, 핸드폰이 고장 나서 내 폰을 썼어. 아빠 목소리 들었지? 아저씨랑 같이 가자."라며 아이를 유인했다.

불행 중 다행으로, 아이를 잘 알고 있던 옆집 어른이 이 상황을 수상하게 여겨 뒤따라가며 신고했다. 그 덕분에 아이는 무사히 구조될 수 있었다. 이 사건은 앞으로 AI 기술이 얼마나 악용될 수 있는지를 적나라하게 보여준다.

AI가 우리의 얼굴과 목소리를 완벽하게 모방할 수 있는 능력을 갖추게 되면서 우리는 전에 없던 새롭고 무서운 위험에 직면하고 있다. 성범죄자가 바로 당신의 얼굴과 목소리로 아이들을 유인하고 현혹할 수 있다는 것이다.

● 임영웅이 찬양을? AI 기술의 발전과 그 위험성

하루는 어머니가 유튜브에서 임영웅이 부른 찬양을 보고 감동을 받았다고 링크를 보냈다. 링크로 들어가서 확인해 보니 진짜 임영웅의 목소리였다. 처음에는 '어, 가수 임영웅이 크리스천인가?' 생각하며 노래를 듣는 데 정말 감미로웠다.

댓글에는 "임영웅, 하나님의 자녀시군요. 은혜로워요. 건강하세요" 등 온통 감동과 은혜를 받았다는 댓글이 수천 개나 넘쳐났다. 확인하고 싶어 그 댓글을 읽어보고 충격받았다.

"이거 인공지능으로 합성한 음성입니다. 가짜에 현혹되지 않으시길"

다시 확인해 보니 실제로 임영웅이 부른 게 아니었다. AI 기술을 활용하여 임영웅 목소리로 찬양을 만든 것이다. 우리 가족뿐만 아니라 수많은 사람이 속았다. 그 밑에 "저도 놀랐네요. 이제는 더는 진실을 구별할 수 없는 세상이 무서워지네요. 사진들도 다 합성이니 믿을 수 없어요"라는 댓글도 있었다. 임영웅뿐만 아니라 이미 고인이 된 김광석, 프레디 머큐리까지 수많은 가수의 목소리를 AI가 똑같이 따라 하고 있다. 조만간 이 기술이 더욱 발전하면 누구의 목소리로도 변조할 수 있다.

● AI 기술로 아이들을 성착취하는 범죄자
• • • • • • • • • • • • •

현재 아이들은 디지털 세상에서 자라며, 인터넷과 소셜 미디어를 통해 다양한 사람들과 소통하고 있다. 그러나 이러한 환경은 아이들을 노리는 범죄자들에게 절호의 기회를 제공한다. AI 기술을 악용해 아이들을 속이고 유괴하거나 불법적인 활동에 가담하게

만드는 방법은 더욱 교묘해지고 있다

1. 얼굴 모방

딥페이크 기술은 수천 장의 이미지와 영상을 학습하여 특정 인물의 얼굴을 매우 정밀하게 합성할 수 있다. 이를 통해 동영상 속 인물의 얼굴을 다른 사람의 얼굴로 바꿀 수 있다. 최근에는 실시간으로 얼굴을 변환하는 기술도 개발되었다. 라이브 스트리밍 중에도 특정 인물의 얼굴을 다른 사람의 얼굴로 바꿀 수 있는 수준에 이르렀다.

2. 음성 모방

딥러닝을 통해 특정 인물의 음성 패턴을 학습하고, 이를 기반으로 텍스트를 입력하면 그 사람의 목소리로 음성을 합성할 수 있다. 이에 따라 전화나 음성 메시지를 통해 사칭이 가능하다. 단순히 음성을 모방하는 것을 넘어서, 감정까지 표현할 수 있는 음성 합성 기술이 발전하고 있다. 이를 통해 더욱 자연스럽고 신뢰성 있는 음성 모방이 가능하다.

범죄자는 아이들에게 신뢰를 줄 수 있는 사람의 얼굴과 목소리를 모방하여 접근한다. 예를 들어, 위에 사례처럼 부모나 친한 친구의 목소리와 얼굴을 이용해 아이에게 접근할 수 있다. 이럴 경우 아이는 경계심 없이 따라가게 될 가능성이 크다. 이러한 사례는 이제 시작에 불과하다.

● 철저한 준비와 성교육만이 아이를 지킬 수 있다

아이들은 디지털 세상에서 더 많은 위험에 노출되고 있으며, AI 기술의 발전은 그 위험을 더욱 증가시키고 있다. 지금, 이 순간에도 당신의 아이가 이러한 위험에 노출될 수 있다는 사실을 잊지 말아라. 사회와 어른은 이러한 위험에 대해 경각심을 가지고, 아이들이 안전하게 디지털 세상을 탐험할 수 있도록 교육하고 보호해야 한다.

AI 기술은 우리의 삶을 편리하게 만드는 도구이지만, 그것이 범죄자의 손에 들어갔을 때 우리는 상상하지 못한 위험에 직면할 수 있다. 특히, 아이들을 노리는 범죄는 우리가 모두 관심을 가지고 대응해야 할 중요한 문제다. 기술의 발전과 함께 우리는 그 기술이 악용되지 않도록 사회적, 법적, 기술적 장치를 마련하여 안전한 디지털 세상을 만들어가야 한다. AI 기술의 올바른 사용과 철저한 성교육만이 우리와 우리의 아이들을 지킬 수 있다.

전문가로서 이 글을 읽는 모든 사람에게 단호하게 말한다.

"AI 기술의 위험성을 결코 가볍게 여기지 말아라."

범죄자들은 우리의 얼굴과 목소리를 이용해 아이들을 현혹할 수 있는 능력을 이미 갖추고 있다. 그 기술은 더욱 정교하고 세밀해질 것이다. 이러한 위협에 대해 철저히 대비하고, 사회 전반에 걸쳐 경각심을 높이는 것이 지금 당장 필요한 일이다. AI 기술의 혜택을 누리면서도 그 위험성을 항상 경계하는 지혜가 필요한 시점이다.

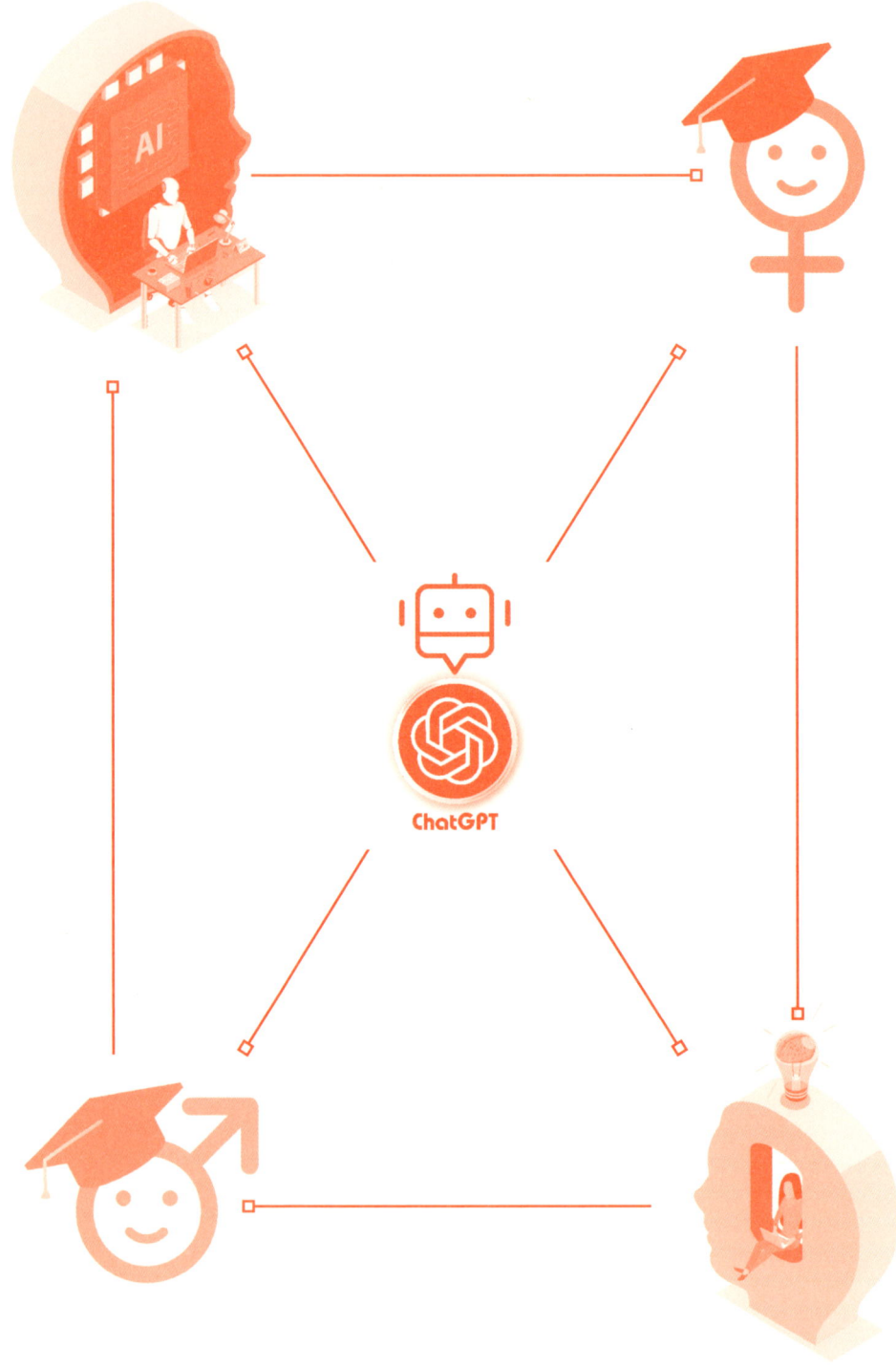

Chapter.4

챗GPT에게 먹히지 않는 양육자 되기

기술을 믿지 마라. 아이를 믿어라

　예전에 어떤 양육자님이 질문을 하셨다. 아이가 스마트폰으로 유튜브를 보다가 잠이 들었는데 불 꺼주러 들어갔다가 화면을 보고 깜짝 놀랐다고 했다. 화면에는 여성의 가슴이 나와 있었고 아이는 그걸 보다가 잠이 든 것 같다고 했다. 너무 놀라서 아이를 깨우지도 못하고 휴대폰 화면과 불을 끄고 조용히 나왔는데, 며칠 동안 계속 그 화면이 생각나고 아이를 볼 때마다 괘씸하기도 하고 민망하기도 해서 너무 고민이 된다는 내용이었다. 어떤 경우는 아이가 가족 공용 태블릿으로 유튜브를 봤는데 오랜만에 그 태블릿으로 유튜브를 보려고 하니 연관 동영상에 성적인 것이 떠있어서 합리적으로 아이를 의심했다는 이야기도 들은 적이 있다.

반대로 아이들의 이야기를 들어보면, 전혀 성적인 걸 찾지도 않았는데 갑자기 성적인 게 떠서 깜짝 놀란 적이 있다고 이야기하는 경우도 많다. 외국 콘텐츠를 보거나 성과 전혀 상관없는 게임 콘텐츠를 보다가도 갑자기 여성이 수영복을 입고 있는 사진이 뜨거나 성인 웹툰 같은 광고가 떠서 당황스러웠다는 경우도 있다.

근데 이런 경우 대부분의 양육자는 아이를 취조하거나 다그치는 것으로 적극적 대처를 하게 된다. "너 이런 거 왜 찾아봤어?", "언제부터 이런 거 봤어?" 같은 질문으로 아이가 찾아봤다는 것을 확신하고 아이에게 질문을 퍼붓는 경우가 정말 많다. 혹은 다짜고짜 아이에게 화를 내거나 실망스럽다고 하는 안타까운 경우도 많다. 그리고 아이는 당황스러워하면서 본인이 찾아본 게 아니고 갑자기 떴다는 대답을 하지만 소용이 없다.

우리 아이가 성적인 뭔가에 노출된다는 것은 양육자 입장에서는 정말 일어나지 않았으면 하는 일일 것이다. 심지어 우리 아이가 자발적이고 적극적으로 성적인 뭔가를 찾아봤다는 생각을 하면 어떤 경우는 분노가 올라오기도 한다.

그러나 잘 생각해보자. 우리가 누구를 믿어야 하는지. 아이가 찾아봤는지 갑자기 떴는지는 중요하지 않다. 이 상황을 현명하게 대처해나가는 방법은 기술보다 아이를 믿고 대화하는 것이다.

● 기술은 도구일 뿐

인간은 기술을 너무나도 맹신하는 경향이 있다. 자동차 안은 안전하다고 생각하거나, 바다나 강 위에 설치된 다리로 하루에도 몇 번씩 지나다니면서 위험에 대해 전혀 생각하지 않는 경우가 그렇다. IT 기술에 대해서도 너무 맹신하는 경향이 있다. 인터넷에 나오는 정보를 믿고 물건을 사거나, 우리가 보는 영상이나 뉴스가 진짜일 거라고 믿고 그것을 다른 사람에게 전달하거나 삶에 적용시키는 경우가 바로 그런 경향을 나타내는 근거이다.

아이가 사용했던 태블릿 연관 동영상이나 스마트폰에서 우연히 나오는 성적 콘텐츠를 발견했을 때 아이에게 화살의 방향을 돌리는 것도 우리가 기술을 너무 맹신하는 데서 오는 오류일 수 있다. 기술은 인간이 활용할 수 있는 도구일 뿐이고, 그 도구는 가끔 인간의 말을 듣지 않고 자기 멋대로 행동할 수 있음을 인정해야 한다. 또한 누군가 돈을 벌기 위해 물불 가리지 않는 사람은 인간이 막아놓은 저지선을 뚫고, 자신이 돈을 벌기 위해 만든 콘텐츠가 노출되는 기술을 개발하고 활용하는 사람도 있다. 즉, 유해 콘텐츠

차단 프로그램을 뚫거나 전혀 관련 없는 영상들 사이로 자신의 콘텐츠를 끼워 넣어 갑자기 뜨게 하는 기술들을 개발해서 뿌리기도 한다는 것이다.

단지 도구일 뿐인 기술을 아이 말보다 더 믿고 아이를 다그치거나 혼내는 것은, 아이와 양육자 사이의 신뢰를 깨는 부적절한 대처 방법이다. 거꾸로 다시 말하면, 그런 상황에서 아이를 다그치거나 혼낸다면 아이는 어떤 일이 있어도 부모를 믿고 도움을 요청할 수 없게 된다. 그러니 도구보다 아이의 말에 귀를 기울여야 한다.

● 기술의 배신

기술은 우리를 도와주기도 하지만 우리를 배신하기도 한다. 기술은 똑똑하지만 동시에 멍청하기도 하다. 그런 기술이 아이의 말보다 우선이 되면 안 된다. 그런 맥락에서 우리에게 일어날 상황들을 고민해보는 것도 필요하다.

오후에 친구들을 만나 어떤 주제에 대해 이야기를 한다. 저녁에 들어와 씻고 자기 전에 SNS를 봤더니 광고들이 아까 친구들과 이야기했던 주제들로 가득하다. AI는 이렇게 무섭고 똑똑할 수 있나 새삼 놀란다. 진짜 우리 이야기를 엿들은 걸까 생각하며 잠이 든다.

 이렇게 보면 AI는 정말 똑똑하고 치밀하다. 늘 우리 몸에 붙어 있으면서 우리의 대화를 수집하고 우리가 원하는 정보를 찾지 않아도 눈에 띄도록 해서 제공하거나 돈을 쓰게 만드니 말이다. 그리고 인터넷을 찾아보면 모르는 게 없을 정도로 방대한 정보들이 있다. 그런 세상에 익숙해져서 살다보니 기술이 굉장히 발전한 것 같고 정말 믿을 수 있는 것 같지만, 기술의 약점은 바로 오류가 있다는 것이다.

 앞에서도 계속 이야기하지만, 기술은 오류를 늘 함께 갖고 있다. 챗GPT도 마찬가지다. 어떤 질문을 했을 때 그럴듯하게 대답한다. 너무 그럴듯해서 의심할 생각도 하지 못하고 대답을 받아들인다. 그런데 오류가 있다는 것을 알아차리고 "이거 잘못된 거 아니야?"라고 질문하면 챗GPT가 바로 사과를 한다. 사과조차 너무 명확해서 어이가 없을 지경이다.

 아이들의 검색어, 유튜브 알고리즘, 챗GPT의 대답 같은 모든 기술은 오류를 가지고 있다. 그렇기 때문에 우리가 당장 눈으로 본 기술의 결과물을 가지고 아이를 의심하거나 다그치면 안 된다. 기술은 언제든지 인간을 배신할 수 있고, 기술은 100% 인간의 의도대로 움직이지 않기 때문이다. 그러니 눈에 보이는 것보다 아이의 의도나 생각을 확인하는 게 첫 번째 대처방법이어야 한다.

● 무조건 아이의 말이 우선

아이가 거짓말을 했든, 스스로 찾아본 것이든, 우연히 보게 된 것이든 그것 자체가 중요한 문제는 아니다. 만약 우연히 보게 된 것이라면 아이는 우리의 도움이 필요한 상태일 것이고, 스스로 찾아봤다면 그 역시 그럴 만한 이유가 있을 것이다.

아이가 전에 궁금한 것을 질문했을 때 양육자가 답을 주지 못했거나, 너무 민망해서 더 이상 물어보지 않으려 했을 수도 있다. 또, 친구들과 이야기하다가 자신만 몰라서 무시당한 경험이 있을 가능성도 있다. 아이가 겪을 수 있는 상황들은 다양하다. 따라서 아이를 혼내기보다는, 아이가 어째서 그런 행동을 했는지, 왜 거짓말을 하게 되었는지에 대해 고민하는 것이 필요하다.

아이가 거짓말을 했다고 하더라도 당장 아이의 거짓말에 분노하기보다 아이가 왜 거짓말을 할 수밖에 없었는지 고민해야 한다. 아이들은 대부분 혼날까 봐 거짓말을 많이 하기 때문에, 그 동안 아이가 성에 대한 고민이나 궁금증이 있을 때 양육자가 어떻게 반응했었는지 되돌아보고 반성해야 한다.

만약 아이가 챗GPT로 성적인 뭔가를 찾아봤거나 창작했다면, 아이가 그런 행동을 하기까지 어떤 과정을 거쳤는지 진솔하게 물어보고 아이의 마음을 알아내야 한다. 우리의 목적은 아이의 잘못을 평가하고 감정적으로 혼내기 위함이 아니다. 아이가 앞으로는 더 안전한 방식으로 자신의 성적 호기심을 풀 수 있도록 돕는 것이다. 그러니 무엇보다 아이의 마음을 알아보는 게 중요하다.

만약 아이가 성에 관해 인터넷을 찾아봤거나 우연히 보게 되었다면, 당장 눈에 보이는 기술의 결과를 믿지 말고, 아이의 말에 귀 기울이는 것이 중요하다. 아이가 어떤 것 때문에 그런 행동을 했는지, 어떤 도움이 필요하고 앞으로 양육자로서 어떤 개입을 해야 하는지 고민하는 기회로 삼아야 한다.

이렇게 현명하게 대처하게 되면, 아이는 궁금한 게 있을 때마다 AI보다 양육자를 먼저 찾게 될 것이다. 그리고 본인이 의도하지 않았던 성적 콘텐츠를 발견했을 때 양육자에게 바로 달려와서 도와달라고 할 것이다. 이것이 바로 양육자와 자녀 간에 반드시 형성해야 할 신뢰인 것이다.

챗GPT가 변화시킬 사회를 먼저 배우고 활용하고 알려줘라

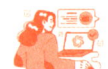

많은 양육자들을 만나보면 성교육에 대해, 그리고 아이들이 살아가고 있는 지금 환경의 성문제에 대해 엄청난 걱정과 고민을 하고 있다. 그러나 아이러니하게도, 아이들의 성문화가 어떤지 실제 상황에 직접 들어가 보거나 아이들이 많이 사용하는 플랫폼은 전혀 모른 채 걱정만 하는 양육자가 대부분이다.

언제나 문제는 뒤늦게 따라가는 것이다. 아이들이 무엇을 하는지 양육자와 어른들이 전혀 알지 못하고 그러다보니 예방보다는 정작 일이 터졌을 때 어떻게 해야 할지 몰라 우왕좌왕하는 것은 이미 오랫동안 반복되었다. 이제는 그런 패턴을 끊어야 한다.

물론, 지금 우리가 살아가는 시대가 초고속으로 빨리 변하기 때문에 양육자 입장에서는 어떤 것부터 어떻게 찾아보고 알려줘야 하나 막막한 게 사실이다. 그렇기 때문에 아이들과 함께 배운다는 생각으로 아이들이 사용하는 어플이나 플랫폼에 대해 찾아보고 관심을 가지는 것은 꼭 필요한 일이다.

아이들이나 어른들이나 똑같이 새로운 세상에서 살고 있다. 어른들에게도 처음이지만 아이들에게도 처음인 것이다. 아이들이 새로운 것을 경험하고 몰입할 수 있다면, 어른들도 가능하다는 뜻이다.

● 챗GPT가 변화시킬 사회

요즘 정말 많은 일들이 일어나고 있는데, 특히 챗GPT나 딥페이크 같은 AI 기술을 이용해서 타인을 성적 대상으로 만들고 성범죄를 저지르는 사건이 많아지고 있다. 단순한 장난이라고 생각하고 커뮤니티를 만들어 점점 대범한 범죄를 저지르는 아이들이 많은데, 그 피해 대상이 친구나 지인을 넘어 이제 여동생이나 엄마 같은 가족까지 확대되고 있다.

왜 이렇게 점점 디지털 성폭력이 심각해지고 있는가에 대해 고민을 진짜 많이 하는데, 가장 큰 문제는 충분한 성교육이 이루어지지 않기 때문일 것이다. 그리고 아직도 우리 사회와 어른들의 관심은 부족하다. 게다가 새로운 기술이 나올 때마다 어떻게 사용하는 것이 적절한 것인지 알려줄 어른들이 없고 그런 걸 따로 이야기 나눌 시간도 없기 때문이라 생각한다. 기술에 접근은 아이들이 어른들보다 먼저 하는데, 긍정적 모델이 없으니 아이들의 성적 상상을 기술로 실현시켜보고 그것이 아이들 사이에서 또 다른 권력으로 받아들여지고 있는 것이다.

이 책에서 여러 번 설명했지만 IT 기술이 발전함에 따라 우리가 살아가는 일상에서 꽤 많은 것들이 달라지게 된다. 챗GPT도 마찬가지다. 많은 직업들이 없어지고 우리가 중요하다고 생각했던 것들의 기준이 무너질 것이다. 성적을 올려서 좋은 학교에 가고 지식을 많이 쌓는 것이 예전만큼 중요하지 않을 수도 있다. 왜냐하면 인간은 AI의 정보력과 지식을 절대 따라잡을 수 없기 때문이다. 이 말인즉, 단순한 지식 습득보다는 개인의 역량과 창의력, 생각하는 힘이 엄청나게 중요해지는 사회가 된다는 의미이다.

세상이 어떻게 달라질지 생각해보고 알아차리는 것, 그래서 달라진 사회에서 우리 아이들이 갖춰야 할 기본 역량과 진짜 중요한 것이 무엇인지 이해하고 알려줄 수 있어야 아이들을 지도하고 이끌어줄 수 있는 것이다.

● 먼저 배우고 활용해보라

양육자에게 부탁하고 싶은 것은, 제발 걱정만 하고 그냥 있지 말라는 것이다. 하루에도 몇 번씩 뉴스에 나오는 성범죄 소식을 들을 때, 그 연령과 수법을 보면 정말 어떻게 저럴 수 있나 싶은 날의 연속이다. 그런 뉴스를 보면서 우리 아이는 안전할까, 우리 아이가 다른 사람에게 피해를 주지는 않을까 걱정되는 게 당연하다. 그런데 문제는 양육자들이 걱정은 하지만 적극적으로 행동하지 않는다는 것이다. 뉴스를 보며 걱정은 하지만 그 걱정의 연결선에 성교육 전문기관에 전화해서 성교육 수업을 잡는다든지, 학교에 성교육을 좀 더 적극적으로 해달라고 요청한다든지 하는 행동은 없는 경우가 더 많다.

이 책을 읽으면서 '와, 챗GPT가 개발돼서 우리 애들 정말 위험할 수 있겠구나.'에서 끝나면 절대 안 된다. 지금 당장 컴퓨터 앞으로 달려가 구글에 〈챗GPT〉를 검색하고 계정을 만들어봐야 한다. 어렵게 생각할 필요가 전혀 없다. 그냥 계정만 만들면 챗GPT가 반갑게 우리를 맞아준다. 대단한 녀석일 거 같지만 생각보다 심플한 화면이 조금 어이없기도 하다. 그러나 무시하지 말자. 그런 단순하고 쉬운 챗GPT의 매력이 바로 아이들이 쉽게 접근할 수 있는 이유이다.

그냥 들어가서 아무거나 쳐보는 것부터 시작해보자. '사춘기 아이들은 왜 말을 안 들을까?', '챗GPT로 일어날 수 있는 성범죄는 뭐가 있어?', '8월 제철음식이 뭐가 있어?' 같은 단순한 질문들로도 충분히 챗GPT를 경험해볼 수 있다.

이렇게 양육자가 직접 챗GPT를 시작하고 경험해봄으로써 그 과정을 아이와 함께 이야기 나눌 수 있는 소재가 되기도 한다.

● 좋은 모델로서 유익한 사용법을 알려주자

챗GPT 자체가 나쁜 게 아니다. 챗GPT는 인간에게 도움이 되려고 개발됐는데 자꾸 위험할 수 있다고 하니, 챗GPT 입장에서는 얼마나 억울하겠는가. 챗GPT 자체가 나쁜 게 아니라 인간이 기술을 나쁘게 사용하기 때문에 나쁜 기술이 되는 것이다.

인간이 기술을 잘 활용하려면 좋은 모델이 있어야 하고, 첫 사용법을 습득하는 과정이 중요하다. 그러므로 양육자는 아이에게 챗GPT를 유익하게 사용할 수 있는 방법을 알려주어야 한다.

양육자가 처음 챗GPT를 사용할 때는 어땠는지, 양육자는 주로 어떨 때 챗GPT를 활용하는지, 어떻게 다양한 방법으로 이 기술을 활용할 수 있는지, 주의할 점이 있는지 등에 대해 자유롭게 이야기해볼 수 있어야 한다. 그리고 공부에 활용, 상식과 지식 습득을 위한 활용, 호기심 해결을 위한 활용 등등 아이들이 챗GPT를 활용할 수 있는 다양한 방법들을 알려주는 것이 도움이 될 것이다. 대화를 하면서 챗GPT를 사용하는 것도 당연히 좋다. 아이들과 함께 사용해보면서 답변과 챗GPT에 대해 이야기를 나눠보면 재미있는 대화가 될 수 있을 것이다.

아이들과 대화를 나눌 때 반복해서 강조해야 할 점은, 기술을 만든 것도, 그것을 조종하고 통제하는 것도 결국 인간이라는 사실이다. 그래서 인간의 역량과 양심이 무엇보다도 중요하다는 것을 아이들이 이해하도록 하는 것이 핵심이다. 챗GPT를 어떻게 활용하는지에 따라 챗GPT가 친구가 될 수도 있고 적이 될 수도 있으니 늘 고민하고 친구가 될 수 있도록 잘 활용해야 한다는 이야기도 해주길 바란다. 기술에 휘둘리지 말고 필요할 때 기술을 적극 활용할 수 있는 기술의 주인이 될 수 있는 활용법을 아이와 함께 찾아가보자.

꼭 완벽한 지도, 완성된 대화가 아니어도 된다. 우리 아이들의 첫 걸음에 함께하는 게 중요하다. 쓰레기 버리는 것, 밥 먹는 것, 미디어를 보는 것처럼 양육자가 첫 걸음을 어떻게 보여주고 이끌어줬는가가 중요한 부분이다.

공부보다 인성교육, 성교육을 중요하게 생각하라

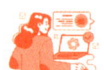

우연히 메가스터디 손주은 회장님의 영상을 보게 되었다. 정말 많은 통찰을 가지고 계신 분이지만, 특히 기억에 남는 부분은 "수도권 대학도 10년 뒤에는 정원 미달이 될 것이다."라는 내용이었다.

또 하나 기억에 남는 장면이 있는데, 이 책을 준비하면서 경희대 김상균 교수님의 특강을 들으러 간 적이 있었다. 변하는 시대의 자녀교육법에 대한 특강이었는데, 김상균 교수님이 강조한 부분은 '지식이나 스킬보다는 인간다움을 지키고 능동적인 아이로 키우는 것이 중요하다.'라는 부분이었다. 덧붙여 '의사, 판사 같은 부모가 원하는 길로 이끌고 가지 말고 아이가 스스로 무엇을 하고 싶은지 생각해보게 하는 것이 중요하다.'라고도 말씀하셨다. 특강이 다 끝나고 학부모님들의 질문이 이어졌는데, 신기하게도 학부모님들의 질문은 100% 어떻게 진로를 결정하고 학업을 잘 시키느냐 하는 것이었다. 그 많은 분들 중 "그래서 아이를 어떻게 하면 능동적인 아이로 키울 수 있을까요?"거나 "아이의 인성과 창의력을 키우기 위해 부모가 무엇을 해줄 수 있을까요?" 같은 질문을 하는 학부모는 단 한 분도 없었다. 심지어 심각한 성문제에 대한 이야기가 나왔음에도 불구하고 말이다.

거기에 계셨던 학부모님들을 비난하려는 것이 아니다. 전문가로서 현장에서 느끼는 현실을 너무나도 잘 보여준 순간이었다는 것이 핵심이다. 이 책을 읽는 어른들은 아이들에게 무엇을 우선으로 말하고 있는지 함께 생각해야 한다.

● 인간은 AI의 지식능력을 따라잡을 수 없다

공부가 중요하지 않다는 것은 아니다. 공부의 필요성, 공부를 통해 본인이 이루고자 하는 목표, 공부하는 태도나 생활습관 등은 아이가 평생을 살아가는데 중요한 밑바탕이 된다. 그리고 아는 것이 많고 성적이 좋다면 본인이 선택하고 도전할 수 있는 폭도 당연히 넓어질 수밖에 없다. 그런 맥락에서 공부의 중요성을 아이가 깨닫게 하고, 그 힘든 과정을 잘 적응해나갈 수 있도록 돕는 것은 아주 좋은 양육자의 자세다. 그러나 공부만 최우선이고 인생에서 가장 중요한 것이라 생각한다면 그건 아이에게 오히려 독이 될 수 있다.

우리 아이들이 지금 하고 있는 공부의 단순한 목적은 시험에 나올 내용을 암기해서 정답을 맞히기 위함이다. 그 과정에서 왜 공부를 해야 하고 무엇이 중요한 것인지, 공부를 통해 본인이 무엇을 선택하고 이루어나갈 수 있는지에 대한 생각은 거의 못하고 살아간다. 단순히 시험에 나올 지식을 습득하는 것에만 초점이 맞춰져 있다.

이런 공부는 양육자의 어린 시절에는 통했다. 왜냐하면 그때는 AI도 없었을 뿐더러, 있다고 해도 AI의 정확도가 그렇게 썩 믿을 만하지 않았기 때문이다. 그러나 우리 아이들이 살아가는 지금은 다르다. 임진왜란이 언제 일어났는지 알기 위해 교과서를 뒤지거나 수업시간에 들었던 기억을 애써 찾아낼 필요도 없다. 역사를 잘 아는 사람을 찾아보거나 도서관에 가서 책을 빌려올 필요도 없게 되었다. 간단하게 스마트폰만 꺼내면 1초 만에 1592년이라는 것을 알 수 있다.

인간은 절대 AI의 지식의 양과 정확도를 따라잡을 수 없다. 그러니 아이에게 교과서에 나오는 내용을 달달 외우라고 하는 건 길게 봤을 때 아이에게 전혀 도움이 되지 않는 학습법이다. 정해진 답을 외워서 말하는 건 AI가 훨씬 잘하기 때문이다. 우리 아이들이 지식으로 경쟁하게 된다면 이제 더 이상 인간 대 인간의 경쟁구도가 아니라 '인간 대 AI의 경쟁구도'가 될 것이다.

공부를 아무리 잘해도 인성이 부족하면 무너지는 것이 인생이다

얼마 전, 우리나라 최고 명문대에서 디지털성폭력 사건이 발생했다. 가해자는 그 학교 학생이었고, 피해자는 같은 학교 학생을 포함해 60명 정도가 파악되었다. 작년에는 또 다른 명문대 학생이 후배와 성관계하는 영상을 학교 커뮤니티에 올려서 엄청난 이슈가 된 적도 있었다. 수년 전에는 명문대 학생들이 워크샵을 갔다가 술 취한 후배의 옷을 벗기고 성추행을 하면서 사진과 영상을 찍어 문제가 된 적도 있었다.

우리나라 최고 명문대라고 불리는 곳은 솔직히 아이를 키우는 부모라면 한 번쯤 꿈꾸고 바라던 학교였을 것이다. 그 학교에 다니는 학생들은 어릴 때부터 얼마나 열심히 노력했을까. 그 부모는 아이의 대입을 위해 얼마나 많은 희생과 투자를 했을까. 그렇게 어렵게 좋은 학교에 갔는데 결과가 성범죄자라니. 너무 허무하고 충격적인 일이다.

이 아이들은 왜 이렇게 되돌릴 수 없는 잘못을 하게 되었을까. 이 아이들은 자신이 살아온 인생에서 공부가 거의 최우선으로 중요한 목표이자 노력해야 하는 부분이었을 것이다. 다른 것들을 생각할 수 있는 여유는 있었을지 의문이다.

실제 자주스쿨에도 성적으로 문제가 생겨 교육이나 상담을 받으러 오는 학생들이 있다. 어느 집 부모라도 보내고 싶어 하는 명문대에서 박사과정까지 하다가 성범죄를 저질러 모든 것을 포기했던 학생, 국가대표를 꿈꾸며 운동선수를 하다가 문제가 생겨 거의 평생 했던 운동을 포기하게 된 학생, 정말 열심히 노력해서 가고 싶은 학교에 입학했으나 얼마 되지 않아 디지털 성범죄를 저질러 학교를 옮겨야 했던 학생 등….

이런 성문제는 앞으로 점점 더 심해질 것이다. 앞에 언급했던 것처럼 챗GPT가 활성화되는 한, 보는 걸로 끝나지 않고 직접 자신의 상상력을 더해 만들어내는 상황이 생길 것이다. 직접 성적 콘텐츠를 만들어내는 아이들의 행동을 한 순간의 실수였다고 말할 수 있을까?

우리 아이에게 다른 건 나중에 채우고 일단 공부만 열심히 하라고 하는 것이 현재 우리가 살고 있는 사회에서는 얼마나 무책임하고 위험한 발언인지 부모가 알아야 한다. 아무리 공부를 잘 해도 인성이 부족하면 아이와 부모가 함께 노력한 수년의 시간들은 하루아침에 물거품이 된다. 성적이 높지 않아도 인간적으로 타인에 대한 사랑과 공감능력이 있어야 성공할 수 있다.

청소년기는 진로를 고민하는 시기이기도 하지만 자신에 대해 고민하는 시기

성적으로 잘못된 행동을 한 아이들의 공통점은, 성교육을 제대로 받은 적이 없다는 것, 그리고 타인에 대한 공감 능력이 부족하다는 점이었다. 교육을 하면서 만난 행위 아동·청소년들은 정말 어이없게도 이 아이들은 자기 가족이 똑같은 일을 당하면 엄청나게 화가 날 것 같다고 이야기했다. 그런데 본인이 피해를 준 피해자에 대해서는, 피해자도 누군가의 가족이고 피해자도 본인과 똑같은 소중한 인간이라는 아주 당연한 생각을 못 했다. 또 하나, 학교에서 디지털 성폭력에 대해 매년 들어서 알기는 하지만 자신이 한 행동으로 인해 본인이 법적 처벌을 받을 수 있다는 것을 생각하지 못하는 아이들이 대부분이었다. '에이~, 설마 잡혀가겠어? 이 정도는 장난이지 뭐.'라는 식의 안일한 생각을 하고 있었다.

사춘기가 시작되는 초등 고학년부터는 자기 자신에 대해 고민을 많이 해야 하는 시기이다. 커서 무슨 일을 해서 돈을 많이 벌 것인가, 그러려면 어떤 학교를 가고 어떤 전공을 선택해야 할까 고민하는 것도 중요하지만, 그건 최우선으로 중요한 것이 아니다. 진로는 언제든지 바꿀 수 있는 것이고 언제든지 도전할 수 있는 것이기 때문이다. 그러나 관계에 대해서, 성에 대해서는 치명적인 실수를 한다면 두 번째 기회는 없을 수도 있다.

아이들이 사춘기에 어떤 사람으로 살아가고, 어떤 관계를 맺을지 고민하며 자기만의 삶의 기준을 세우는 것은 매우 중요한 자존감의 핵심이자 인생의 중심이 된다. 그리고 타인과의 관계에서 흔들리지 않고 자신을 안전하게 지키는 기준이 될 것이다.

아이의 안전을 최우선으로 여겨라

"아이가 인터넷에서 성적인 걸 찾아봤어요. 제가 우연히 발견했는데 어떻게 하죠? 너무 충격적이라서 손이 떨려요."라는 양육자님들의 전화를 굉장히 많이 받는다. 최근에는 챗GPT로 성적 그림이나 성적 소설을 만들었다면서 연락이 오는 사례도 늘고 있다. 아직 어리다고만 생각했던 우리 아이가 음란물을 찾아보거나 성적인 단어를 검색했다니, 정말 생각하고 싶지 않은 일일 수 있다. '애들이 크면서 그럴 수도 있지.'라고 생각하는 양육자조차도 '그럼에도 불구하고 우리 아이는 안 그랬으면 좋겠다.'라는 생각이 마음 한 쪽에 있을 것이다.

그럴 때 당황하지 않고 쿨하게 아이와 이야기 나눌 수 있으면 참 좋으련만, 그 상황이 닥치면 생각보다 충격적이라서 뭐라고 이야기해야 할지 막막하게 느껴지거나, 아이에게 실망감을 느끼고 화가 나기도 한다.

그러나 우리는 양육자의 본분을 잊어서는 안 된다. 왜 아이가 성적인 것을 찾아봤는지, 아이가 인터넷을 통해 성에 대해 찾아보기까지 양육자로서 무엇을 놓쳤는지 곰곰이 생각해봐야 한다. 이런 상황에서 아이를 괘씸하게 여기는 것은 더더욱 안 된다. 아이는 잘못이 전혀 없기 때문이다. 잘잘못을 따지지 말고 아이가 성적 호기심을 해소하는 방식이 안전한지에 초점을 맞추어야 한다.

● **양육자가 체크해야 하는 건 안전 Vs. 위험이다**

양육자가 성에 관해 가장 당황스러울 때는 아이가 성적인 행동을 했을 때, 성적인 무언가를 찾아봤을 때, 또는 성적인 질문을 했을 때다. 이 세 가지 상황에서 양육자는 매우 당황하며 어떻게 대처해야 할지 모르겠다고 느끼고, 성교육을 해야 하는지 고민하게 된다.

그러나 아이의 이런 행동에 전혀 당황할 필요가 없다. 아이들은 그저 자연스럽게 생기는 성적 호기심을 어떻게 풀어야하는지 몰라 여러 가지 방법들을 선택하는 것뿐이니까.

일단 인정해야 할 부분이 있다. 우리 아이들이 크면서 성적 호기심과 성욕이 생기는 것은 자연스러운 일이다. 어른들인 우리도 어느 시기에 갑자기 사람의 몸에 대해 궁금해졌다거나 연애에 관심이 생겼다거나 성적 행위를 해보고 싶은 충동을 느낀 적이 있을 것이다. 그러니 인간이 살면서 어떤 시기가 되면 성에 대해 궁금해하거나 해보고 싶어 하는 것은 너무나도 자연스러운 것임을 인정해야 한다.

아이가 성적인 행동을 했거나 뭔가를 찾아봤을 때, 성적인 질문을 할 때 양육자가 중요하게 체크해야 하는 것이 있다. 우리 아이가 지금 성적 호기심을 해소하는 방식이 안전한가, 위험한가의 기준에서 보는 것이다.

만약 아이가 챗GPT로 야한 소설을 쓴 것을 발견했다고 상상해 보자. 그럼 우리는 어떤 생각을 먼저 해야 할까? 많이 놀라고 당황스럽겠지만, 가장 우선적으로, 가장 중요하게 생각해야 하는 기준은 '챗GPT로 이런 소설을 만드는 행동이 아이에게 위험한 결과를 줄까, 안전한 결과를 줄까?'를 판단해보는 것이다. '어떻게 이런 걸 쓸 수 있어?' 또는 '얘가 제정신이야? 도대체 왜 이러는 거야? 집에 오기만 해봐라. 아주 혼내줘야지!' 같은 생각은 전혀 도움이 되지 않는다. 오직 이 상황이 아이에게 안전한 상황인지만 판단해야 한다.

● 성적 호기심이 생기자마자 바로 컴퓨터 앞으로 달려가는 아이는 없다

● ● ● ● ● ● ● ● ● ● ● ●

아이가 챗GPT에서 성적인 질문을 했거나 뭔가 창작해냈다면 놀라고 당황스러운 양육자의 감정을 뒤로한 채 안전한지를 판단하는 것이 우선이다. 그럼 그 다음에는 어떤 생각을 해야 할까?

'왜 아이는 나에게 질문하지 않고 챗GPT에게 물었을까?'를 생각해야 한다.

아이들은 세상을 알아가는 과정에서 반드시 자신이 가장 믿을 수 있는 사람에게 먼저 신호를 보내고 질문한다. 그 믿는 사람을 통해 세상에 대한 정보를 얻고 신뢰를 쌓으며 한 발 한 발 나아가며 직접 세상을 경험하게 된다. 그리고 그 경험은 아이가 살아가는 자원이 되고 힘이 되는 것이다. 다시 말해, 아이들은 어떤 주제에 대한 것이라도 새롭게 알게 되거나 호기심이 생기는 부분은 양육자에게 질문한다.

성에 대한 것도 예외는 아니다. 아이가 유튜브나 챗GPT에서 성에 대한 정보를 얻으려했다면 분명히 그 전에 양육자에게 비슷한 맥락의 질문을 했거나 뭔가 신호를 보냈을 것이다. 그런데 양육자가 그 질문을 회피하거나 아이의 신호를 알아차리지 못했다면 아이는 더 이상 성에 대한 정보를 양육자에게서 얻으려하지 않게 된다. 성에 대한 대화는 양육자에게도 힘들지만 아이에게도 의문 투성이에 용기가 필요한 이야기이기 때문에 몇 번 시도해보고 반응이 좋지 않으면 이 주제가 서로를 불편하게 한다는 것을 느끼게 된다.

성적 호기심이 생긴다고 바로 컴퓨터나 스마트폰으로 찾아보려는 아이는 거의 없다. 처음 보는 음식, 처음 보는 자동차, 처음 보는 세상에 호기심이 생길 때마다 양육자에게 "저건 뭐야?", "왜?"라고 질문하던 어린 아이처럼, 우리 아이가 커가면서 성에 대한 호기심이 생길 때도 처음에는 아무 거리낌 없이 양육자에게 물어봤을 것이다.

만약 아이가 챗GPT에게 섹스가 무엇인지 물어봤거나, 성 관련 콘텐츠를 만들었다면, '왜 우리 아이가 나에게 묻지 않고 온라인에서 성에 대한 정보를 찾으려 했을까?'라는 점을 깊이 고민해봐야 한다. 혹시 아이가 그 전에 양육자에게 질문하거나 신호를 보냈는

데 양육자가 놓친 부분이 없는지 말이다.

● 아이의 안전을 최우선으로 생각해라
● ● ● ● ● ● ● ● ●

아이가 성적 호기심을 안전하게 풀 수 있는 방법은 양육자와 같이 믿을 수 있는 어른에게 물어보거나 연령에 맞는 책을 찾아보는 것이다. 사실 가장 좋은 방법은 전문가에게 성교육을 받는 것이다.

아이들은 성적 호기심이 생기거나 성적 단어를 듣게 되면 정말 순수한 마음으로 양육자에게 물어본다. 그러나 양육자가 준비되어 있지 않다면 아이의 질문을 피하거나 아이를 다그치게 된다. 그런 상황이 몇 번 생기고 나면 아이는 더 이상 집에 와서 성적 호기심을 풀 수 없다는 것을 깨닫는다. 그럴 때 아이들이 찾는 곳은 온라인이 된다. 성적인 것이기 때문에 온라인을 찾는 것이 아니라, 궁금하거나 필요한 게 있을 때 인터넷부터 찾는 현대인의 습성이라고 이해해야 한다.

그러나 너무 슬프게도 아이들의 성적 호기심을 나쁜 용도로 사용하려는 사람들이 많다. 아이들이 온라인에서 만난 사람에게 성적으로 궁금한 것들을 물었다가 디지털 성폭력 피해를 당하기도 한다. 나쁜 마음으로 아이들에게 접근하는 사람 입장에서는 본인이 먼저 성적인 질문을 하는 아이는 마음대로 하기에 너무나도 쉬운 아이이기 때문이다. 어떤 아이들은 양육자가 해결해주지 못한 성적 호기심을 풀기 위해 인터넷을 검색했다가 원치 않는 이미지나 정보를 보고 PTSD(외상 후 스트레스 장애)를 겪기도 한다. 어떤 아이들은 챗GPT에 자신의 성적 호기심에 상상을 더해 글을 쓰고 친구들에게 보여줬다가 학교폭력 행위아동이 되기도 한다.

  우리는 아이들이 크면서 자연스럽게 생기는 성적 호기심을 양육자와 믿을 수 있는 어른들이 감당하지 못 해 아이가 위험에 빠지게 할 수는 없다. 그러니 아이가 인터넷에서 성적인 무언가를 찾았거나 만들었다면, 양육자는 아이를 괘씸하게 여기면서 분노하지 말고 아이의 안전을 최우선으로 생각해야 한다. 양육자와 전문가는 아이들의 성적 호기심을 안전하게 풀 수 있는 통로가 되어주어야 한다.

성교육의 기본, 그 위에 챗GPT 성교육을 디자인하라

 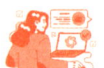

새로운 기술이 나올 때마다 기본 성교육의 밑바탕을 단단하게 깔고 그 위에 새로운 기술을 활용한 또는 새로운 기술이 변화시킬 사회를 미리 읽고 성교육을 생각해야 된다고 이야기하고 있다. 그러나 슬프게도 기본 성교육 자체도 힘들어하는 양육자가 많다.

진짜 냉정하게 말해서, 언제까지 이 상태로 있을 수는 없다. 아이들이 위험에 노출될 가능성은 숨 쉬는 횟수만큼 많아지고 있고, 그 강도 또한 예전과는 다르다. 단순히 돈을 뺏거나 폭행을 하는 게 아니라 돈을 뺏거나 괴롭히는 도구로 성을 이용하고 있다. 동의 없이 사진을 찍거나 딥페이크로 합성을 해서 협박을 한다. 더 이상 아이들의 장난으로 이해할 수 없을 정도의 성범죄들이 난무하고 있다.

이제는 막막하고 어렵다는 말은 그만해야 한다. 아이들을 어떻게든 지켜내겠다는 급박하고 간절한 마음을 가지고 노력하지 않으면 진짜 손쓸 수 없는 상황에 아이들을 노출시키고 말 것이다.

십대여성인권센터 조진경 대표님이 한 프로그램에 나와서 하셨던 이야기가 있다.

"우리가 흔히 위기 청소년이라고 부르는 아이들은 가출했거나 부모의 케어를 받지 못하거나 성매매를 하거나 이런 명확한 위험에 놓여있는 아이들을 지칭했다. 하지만 디지털 성폭력이 만연한 현재 우리 사회에서는 대부분의 청소년들이 위기 청소년이다."

이 말씀을 곱씹어 생각해보면, 그만큼 우리 아이들이 살아갈 세상은 전쟁터나 다름없다는 소리다. 모든 청소년이 위기에 놓여있는 청소년이라니. 끔찍하지 않은가? 내 아이만 괜찮으면 된다는 생각 따위는 버려야 한다. 다른 아이들이 위험한 세상은 우리 아이에게도 똑같이 위험한 세상이다.

● **성교육은 기본! 필수!! 당연!!!**

아직도 기본 성교육을 막막해하는 양육자들이 많이 있다. 도대체 우리 아이 연령에 맞춰 어떤 내용을 어떤 단어로 어떻게 표현하면서 어디까지 설명해줘야 하는지 모르겠다는 게 대부분의 양육자들이 하는 이야기다. 강사 입장에서는 무관심보다는 낫다고 생각하지만 아주 솔직히 말하면 가끔씩은 '언제까지 기본 성교육 방법에 대해 전해야 하지?'라는 생각이 들 때가 있다.

그래도 어떻게 해야 할지 모르겠다며 방법을 물어보는 양육자를 만났을 때는 다행스러운 마음이 들기도 한다. 왜냐하면 이런 분들은 적어도 성교육이 필요 없다고 생각하지는 않으시니까. 필요하고 중요한 교육인데 방법을 모르겠다는 것이니 언제든 기쁜 마음으로 알려드릴 수 있다.

진짜 답답한 상황은, "우리 아이가 아직 어려서요. 좀 지나고 해도 될 거 같아요.", "초등학교 저학년은 너무 어린데 성교육을 하기엔 이른 것 같아요."라고 말하거나, 성교육이라는 것에 관심조차 없는 양육자를 만났을 때다. 설득하기도 입 아프다는 생각이 들면서도 속으로는 '아, 저런 양육자님들이 아직도 있으면 안 되는데…' 싶은 마음에 한숨이 절로 나온다.

유치원이나 학교 같은 교육기관에는 다양한 아이들이 다니고 다양한 아이들만큼 다양한 양육자가 있다. 성교육이 중요하다고 생각하고 아이들의 성교육을 위해 최선을 다하는 양육자들도 있지만 성교육에 관심도 없는 양육자들도 있다. 그래서 성교육이 참 어려운 이유다. 어떤 양육자는 학교 성교육이 부족하다고 이야기하고 어떤 양육자는 왜 유난스럽게 성교육을 그렇게 어릴 때부터 시키냐고 민원 제기를 하니 말이다.

성교육은 선택적 교육이 아니다. 성교육은 인간이 인간답게 살기 위해 기본적으로 제공되어야 하는 인간의 기본 권리에 의한 교육이다. 극단적으로 말하자면, 아이의 연령에 맞춰 제대로 성교육을 해주지 않는다는 것은 아이가 당연히 받아야 할 교육을 제공하지 않은 방임에 가까운 행동임을 알아야 한다.

● 성교육의 부재, 축소로 인한 결과

성교육은 가치관 교육이기 때문에 정권이 바뀌거나 사회 인식이 바뀌거나 교육관이 바뀌면서 성교육의 지침과 기준도 바뀌는 경향이 있다. 예전에는 맞았던 내용이 지금은 적절하지 않을 수 있고, 예전에는 가르칠 필요가 없었던 내용들이 지금은 반드시 들어가야 하는 내용이 되었다. 예를 들어 예전에는 '성차별'이라는 단어를 교육에서 언급하지 않았지만, 지금은 성교육을 하면서 '평등'과 '차별'에 대해 생각할 수 있게 한다. 옛날에는 '디지털 성범죄',

'성인지 감수성' 같은 단어는 없었지만, 지금은 성교육 시간에 가장 많이 다루는 주제가 되었다. 그래서 성교육의 기준이나 지침, 중요하게 아이들에게 가르쳐야 하는 내용들이 달라질 수는 있지만 때로는 성교육이 너무 정치적으로 사용되거나 어른들의 가치관에 치우쳐 아이들에게 제대로 제공되지 않는 경우가 있다.

그렇게 성교육 지침을 만드는 어른들의 가치관, 양육자의 두려움 때문에 성교육에 대해 해야 할까 말아야 할까 고민하는 동안 우리는 정말 많은 것들을 놓쳤다. 아이들은 무엇이 제대로 된 성인지 배울 수 없고 생각할 수 없게 되었다. 자연스럽게 노출되어 갔고 그게 무엇인지도 모른 채 빠져들었다. 아이들의 입에서는 성 관련 농담이 심심치 않게 나오고, 장난으로 친구의 사진을 찍고, 호기심으로 가족의 사진을 합성해서 인터넷에 올리게 되었다.

"세상이 너무 무서워졌어. 요즘 애들 정말 큰일이야!!"라고 남일처럼 이야기하지 말고 어쩌다 아이들이 이렇게 되었는지, 어쩌다 우리 사회가 이렇게 병들었는지 생각해야 한다. 가장 명백한 원인은 교육이 똑바로 이루어지지 않았기 때문이다. 어른들 입맛에 맞춰서 성교육을 하다 말다가 하질 않나, 아이들이 보는 성교육 책을 도대체 무슨 생각을 하면서 보는지 적나라하다고 도서관에서 다 빼질 않나. 이런 결과가 나온 것은 전적으로 어른들의 무지함,

인식 부족, 비겁함에서 온 것이다.

　매일 뉴스에서 나오고 있는 성문제들을 직면해야 한다. 어쩌다 우리 아이들이 이렇게 성적으로 피폐해진 사회에 살게 되었을까, 어떤 아이들은 이유 없이 피해를 당해 평생 두려움에 떨고, 어떤 아이들은 죄책감도 없이 다른 사람의 성을 착취하하게 된 걸까에 대해 의무감을 갖고 세상을 둘러봐야 한다. 성교육의 부재와 축소가 지금 우리에게 어떤 결과를 가져다줬는지를 각성해야 한다.

● 챗GPT를 이용한 성교육

　아이들 연령에 맞게 어떤 내용으로 어느 정도까지 성교육을 해야 할지 모르겠다는 양육자님들을 위해 챗GPT의 도움을 받은 내용을 여기 담으려고 한다.

　아래 내용은 챗GPT에게 "연령별로 성교육을 다르게 해야 한다는데 대략적으로 연령별로 꼭 알려줘야 하는 성지식이 있을까?"라는 질문을 하고 얻은 대답이다. 이 대답이 너무 개요만 나와 있다면 챗GPT의 대답을 받은 후 더 궁금한 부분에 대해 추가 질문을 하면 된다. 질문을 하면 할수록 챗GPT는 더 자세하고 친절하게 대답해줄 것이다.

◑ 챗GPT 대답 내용 ◐

성교육은 아이들의 발달 단계에 맞추어 적절한 내용을 제공하는 것이 중요합니다. 연령별로 제공해야 할 성지식은 아래와 같이 나누어볼 수 있습니다.

1. 유아기 (3~5세)

- 신체 부위 명칭 : 신체의 모든 부위를 올바른 용어로 가르칩니다. 생식기도 다른 신체 부위처럼 자연스럽게 설명합니다.

- 개인적 경계 : 자신의 몸에 대한 주인의식을 심어줍니다. 다른 사람이 허락 없이 자신의 몸을 만지지 못하도록 가르칩니다.

- 좋은 터치와 나쁜 터치 : 좋은 터치(예: 포옹, 악수)와 나쁜 터치(불편하거나 기분 나쁜 터치)를 구별할 수 있도록 교육합니다.

2. 초등학교 저학년 (6~8세)

- 신체 변화 : 아이들은 자신의 몸이 자라면서 어떻게 변할

지에 대해 궁금해할 수 있습니다. 기본적인 신체 발달에 대해 설명합니다.

- 프라이버시 : 개인적인 공간과 프라이버시의 중요성을 강조하고, 이를 존중받아야 한다는 사실을 가르칩니다.
- 안전한 인터넷 사용 : 디지털 환경에서 자신의 정보를 보호하는 방법을 설명하고, 의심스러운 콘텐츠를 피하는 방법을 가르칩니다.

3. 초등학교 고학년 (9~12세)

- 사춘기 변화 : 사춘기에 일어나는 신체적, 감정적 변화를 설명합니다. 이는 생리, 체모 성장, 목소리 변화 등을 포함합니다.
- 기본적인 생식 지식 : 생식의 기본 원리를 설명하고, 성별에 따른 신체 기능에 대해 알려줍니다.
- 동의와 존중 : 상대방의 동의를 얻는 것의 중요성과, 모든 관계에서 서로를 존중해야 한다는 개념을 강조합니다.

4. 중학생 (13~15세)

- 생리와 성 : 생리, 사정 등 신체적 과정에 대해 자세히 설명합니다. 성행위와 관련된 책임과 감정적 측면도 다룹니다.
- 피임과 성병 예방 : 피임 방법과 성병의 예방에 대해 설명하고, 건강한 성생활을 위한 선택이 무엇인지 교육합니다.
- 디지털 성 윤리 : 인터넷과 소셜 미디어에서의 성적 콘텐츠, sexting(성적 메시지 전송)의 위험성과 법적 문제를 다룹니다.

5. 고등학생(16~18세)

- 성적 자율성과 책임 : 자신의 성적 결정을 내릴 때의 자율성과 책임을 가르칩니다. 이는 성관계에 대한 결정뿐만 아니라 그에 따른 결과도 포함합니다.
- 성적 동의와 법적 문제 : 동의의 개념을 깊이 다루고, 성과 관련된 법적 문제(예: 성적 동의 연령, 성범죄)에 대해 설명합니다.
- 건강한 관계 : 감정적, 성적으로 건강한 관계를 형성하는

방법과, 폭력적이거나 학대적인 관계를 구별하는 방법을 가르칩니다.

요약

각 연령대에 맞는 성교육은 신체 변화, 성적 자율성, 동의, 그리고 성에 관련된 법적 문제 등으로 점차 심화되며, 이를 통해 아이들이 건강하고 책임감 있는 성인으로 성장할 수 있도록 돕습니다.

이러한 교육 내용은 아이들이 스스로의 몸을 이해하고, 건강한 관계를 형성하며, 자신을 보호할 수 있는 능력을 키우는 데 필수적입니다.

〈출처 : 챗GPT〉

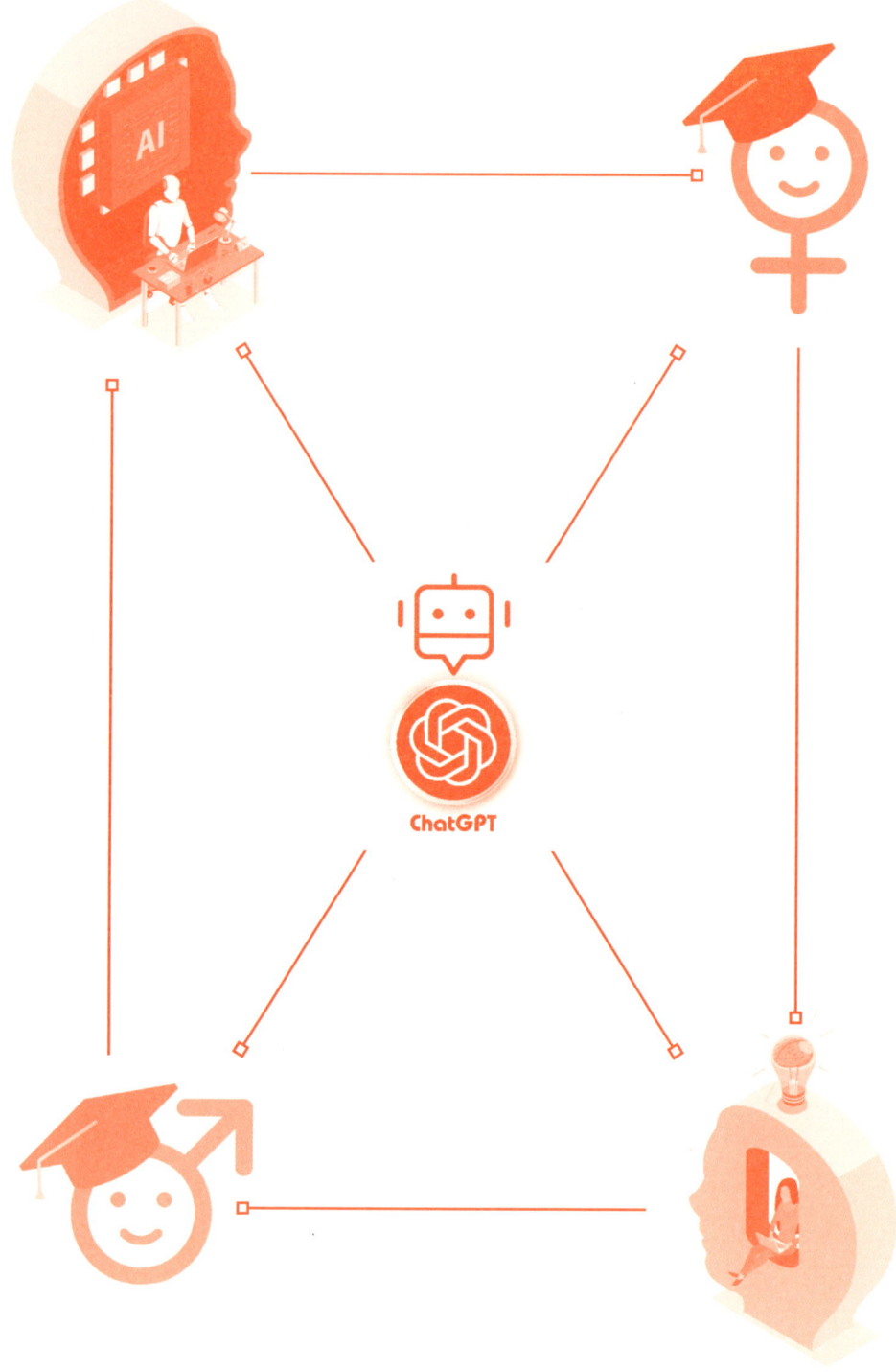

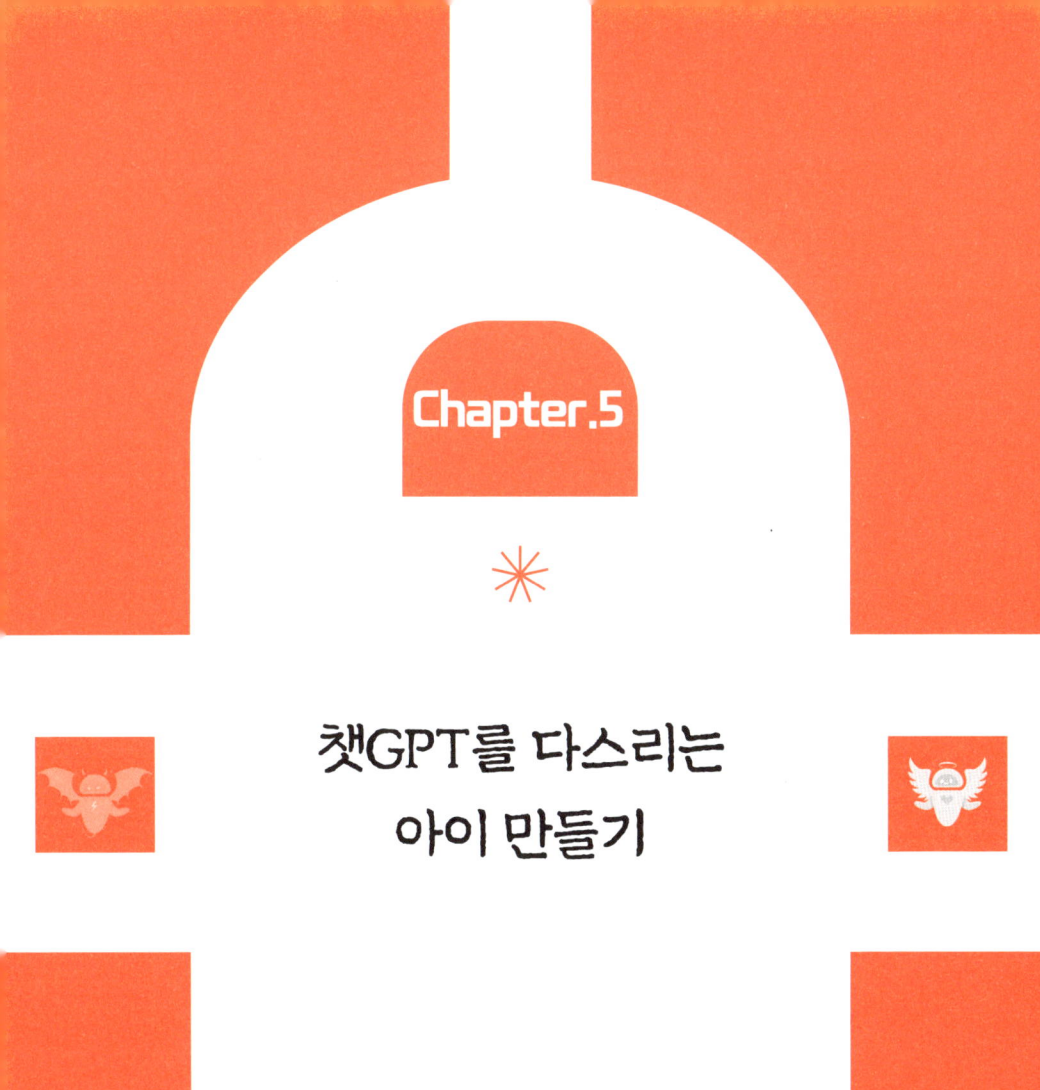

Chapter.5

챗GPT를 다스리는 아이 만들기

생각하고 분별하는 힘이 있는 아이

 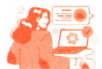   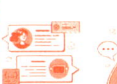

옛날에 어른들이 TV를 보고 바보상자라고 불렀던 적이 있다. TV를 많이 보면 바보가 되기 때문에 바보상자라고 하면서 많이 보면 안 된다고 했다. 지금도 비슷한 맥락의 이야기들은 많다. 너무 어릴 때 스마트폰을 보여주거나 TV에 노출시키면 아이의 뇌 성장에 도움이 안 되거나 ADHD 같은 증상이 나타날 수 있다는 등, 이른 미디어 노출이 아이가 발달하는 데 부정적 영향을 미친다는 주장과 연구는 아주 오랜 시간 신뢰를 얻고 있다.

어릴 때부터 미디어를 보여주는 것은 왜 아이들의 성장에 방해가 된다고 할까? 여러 이유가 있지만, 그 중에 굉장히 중요한 한 가지 이유는 아이들이 일방적으로 미디어를 받아들이는 것이 익숙해지면 스스로 생각하고 분석할 수 있는 힘을 가지지 못하기 때문이다.

집중 시간이 짧은 아기들도 유튜브나 TV를 보여주면 1시간, 2시간씩 빠져들어 계속 보는 경우가 많다. 이때 아이들의 뇌는 주로 수동적인 상태에 머물며, 뇌의 활성화가 낮아진다는 연구 결과도 있다. 뇌가 일방적으로 시청각 자극만 받아들이면서 깊이 있는 사고를 할 기회가 줄어들기 때문이다.

특히 과도한 미디어 노출은 아이들이 문제 해결 능력이나 창의적인 사고를 발달시키기 어려워지게 만든다는 연구들도 있다. 이로 인해 아이들은 자기 생각을 발전시키는 대신 외부 자극에만 의존하여 반응하게 될 위험이 커진다. 결론적으로 자기 생각을 점점 잃게 되는 것이다.

생각할 수 있다는 것은 분별력 있게 판단하고 행동할 수 있다는 뜻이다. 많이 생각해 본 아이여야 자기의 행동에 대한 결과를 예측할 수 있다. 챗GPT를 사용할 때도 자신의 생각이 있는 아이와 없는 아이는 결과가 다르다. 자기 생각이 있어야 챗GPT 같은 AI에 휘둘리지 않고 중심을 잡을 수 있다.

● 생각 훈련 전 자아를 단단하게

생각한다는 것은 자아가 단단하고 좋고 싫음, 옳고 그름을 분명히 알고 있다는 것이다. 이는 곧 자기만의 기준이 있다는 뜻이며 자기만의 기준이 있는 아이는 절대 쉽게 흔들리지 않는다. 그렇기 때문에 어렸을 때부터 아이가 자신에 대해 생각하고 잘 알 수 있게 질문을 많이 해줘야 한다. 그리고 있는 그대로 수용할 수 있게 해주는 게 필요하다.

성교육은 '나와 다른 사람을 이해하고 존중하기 위한 공부'이다. 다른 사람을 이해하는 것도 중요하지만 특히 가정에서는 '나'에 대해 이해할 수 있도록 많이 도와줘야 한다. 아주 어릴 때부터 아이가 자신에 대해 생각할 수 있도록 양육자가 아이와 대화를 많이 하는 것이 중요하다. 예를 들어, "너는 어떤 걸 좋아해?", "어떤 게 싫어?", "어떨 때 기분이 좋아?", "뭘 잘하는 거 같아?", "어떤 걸 못하는 거 같아?" 이런 질문들을 하면서 자신에 대해 생각해보고 대답할 수 있게 아주 다양한 질문을 해주는 것이다. 중요한 포인트는 이런 질문의 마지막에는 "니가 어떤 것을 잘하고 어떤 것을 못해도 엄마·아빠는 니가 세상에서 제일 소중해. 너는 있는 그대로 사랑스러운 존재야!"라고 이야기해주면서 아이가 자신의 강점과 약점 모두를 있는 그대로 수용하고 사랑할 수 있도록 힘을 길러주어야 한다.

아이와 대화할 때 열린 질문(예, 아니오 로 대답할 수 없고 생각해서 대답해야 하는 질문)을 많이 사용하면 아이가 대답을 위해 생각을 하게 되기 때문에 아이가 생각할 수 있는 힘을 길러주는 데 도움이 많이 된다. 그러니 "너는 이걸 잘 하잖아.", "너는 어디가 예쁘잖아."라는 피드백보다는 아이가 생각할 수 있도록 질문해주는 것이 핵심이다.

일상에서 이런 질문과 대화를 많이 하면 아이의 자아와 정체성이 형성된다. 자아와 정체성이 잘 형성된다는 것은 아이가 자신에 대해 누구보다 잘 알고 확신을 가지게 된다는 것이다. 그러면 살아가면서 자신이 생각하는 것, 자신의 기준을 잘 정리하고 자신을 위한 안전한 방법이 무엇인지 최선을 다해 찾을 수 있게 된다.

● **자신의 기준을 바탕으로 생각 연습하기**
・・・・・・・・・・・・

아이가 살아가면서 일어나는 모든 일들에 자신의 생각을 더하도록 질문과 대화를 많이 해줘야 한다. '사람에 대해 생각하는 힘'이 전적으로 필요한 세상이다. 기술이 발달할수록 인문학적으로 사고할 수 있는 아이들은 안전하고 건강하게 살아남을 수 있지만, 이런 소양이 없는 아이들은 기술에 먹히고 말 것이다. 기술을 맹신하고 기술을 중심으로 생각하면서 인간을 배제하게 되기 때문에 인간적으로 생각하고 접근하는 게 중요하다.

아래는 챗GPT에게 '인문학적이라는 건 무슨 뜻이야?'라고 질문했을 때 받은 대답이다.

"인문학적"이라는 표현은 인문학의 특성을 반영하는 것을 의미합니다. 인문학은 인간과 인간의 삶, 문화, 사상 등을 탐구하는 학문 분야로, 철학, 문학, 역사, 예술, 언어학, 종교 등 다양한 분야를 포함합니다. 따라서 '인문학적'이라는 뜻은 이러한 인문학의 관점이나 접근 방식을 바탕으로 생각하거나 행동하는 것을 가리킵니다.

구체적으로 '인문학적'이란:

1. **인간 중심적 접근** : 인문학적 사고는 인간의 경험, 감정, 생각, 가치 등을 중심으로 문제를 바라보고 해결하려는 접근입니다. 인간의 존엄성, 삶의 의미, 도덕적 판단 등

인간의 본질과 관련된 문제를 탐구하는 것이 핵심입니다.

2. 비판적 사고와 성찰 : 인문학은 단순히 지식을 전달하는 것이 아니라, 그 지식의 근거를 탐구하고 비판적으로 검토하는 과정입니다. 인문학적 접근은 어떤 현상이나 사상을 깊이 있게 성찰하고, 다양한 관점에서 비판적으로 분석하는 것을 중요하게 생각합니다.

3. 문화와 역사에 대한 이해 : 인문학적 사고는 특정한 문화나 역사적 맥락을 이해하고, 이를 통해 현재의 문제를 분석하려는 태도를 포함합니다. 인문학적 접근은 특정 상황이 어떤 역사적, 문화적 배경에서 비롯되었는지 탐구하는 것을 중요하게 여깁니다.

4. 창의성과 상상력 : 인문학적 접근은 창의적이고 상상력 있는 사고를 촉진합니다. 문학, 예술, 철학 등에서 다루는 주제들은 현실 세계의 문제를 색다른 방식으로 바라보고 새로운 아이디어를 도출하는 데 도움이 됩니다.

5. 윤리적 고민 : 인문학은 윤리적이고 도덕적인 문제에 대한 깊이 있는 고민을 포함합니다. '인문학적'이라는 것은 인간과 사회가 직면한 윤리적 문제에 대한 성찰과 해결 방안을 모색하는 것을 의미하기도 합니다. 따라서 '인문

> 학적'이라는 표현은 인간과 그 삶을 깊이 있게 이해하고, 이를 바탕으로 비판적, 창의적 사고를 하는 것을 의미한다고 할 수 있습니다.
>
> 〈출처 : 챗GPT〉

● 아이의 생각과 기준을 더욱 명확히

아이가 인문학적 사고를 하고 생각하는 힘을 가지게 하는 것은 많이 생각하고 고민해서 자신만의 확고한 기준을 가지는 것이다. 이런 아이로 키우기 위해서는 대화할 때 양육자가 취해야 하는 세 가지 태도가 있다.

첫째, 아이가 하는 어떤 이야기도 무시해서는 안 된다. '어린 니가 뭘 알아?'라는 태도는 아이의 생각을 자라게 할 수 없다. 어리다고 생각할 수 없는 것은 아니다. 그러나 아이가 어리다는 이유로 아이의 이야기를 무시하거나 가볍게 웃어 넘긴다면 아이는 진지하게 생각하는 것을 멈출 것이다.

둘째, 아이의 말을 끊지 않아야 한다. "엄마 말이 맞아", "아빠가

다 겪어봐서 알아. 시키는 대로 해."라는 식으로 아이의 말을 듣다가 중간에 끊어버리고 혼자 결론을 내리는 양육자는 아이의 대화에 매번 실패할 수밖에 없다. 이런 대화는 아이가 생각의 필요성을 느끼기 못하게 만든다. 어차피 내가 생각하지 않아도 엄마·아빠가 다 결정할 것이기 때문에 내가 굳이 생각할 필요가 없어지게 되는 것이다.

셋째, 존중하고 경청해야 한다. 아이들의 이야기를 진지하게 듣다보면 깜짝 놀랄 때도 있다. 아이들도 생각하고 표현할 줄 안다. 그렇기 때문에 아이들 말이라고 흘려듣지 말고 아이들의 말을 늘 존중하고 경청하는 자세를 가져야 한다. 그래야 아이들이 스스로 생각하고 말로 표현하는 것에 자신감을 갖게 될 것이다.

스스로 생각을 많이 해 본 아이는 잘 판단할 수 있다. 그리고 기술에 휩쓸리지 않는다. 챗GPT라는 기술을 활용할 것인지 휘둘릴 것인지는 생각을 할 줄 아는 아이인지 생각하는 방법을 모르는 아이인지에 따라 결정될 수 있다.

민감성(감수성)을 가진 아이

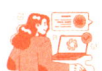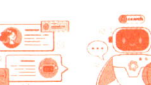

민감성, 즉 감수성은 현대를 살아가는 인간에게 가장 기본적인 자질이자 중요한 역량이다. 민감성은 '내가 하는 말이나 행동이 다른 사람에게 불쾌감이나 불편감을 주지는 않을까?' 생각하는 그 자체이다. 이 생각을 할 수 있다면 행동에 신중해질 수밖에 없다.

민감성은 기질처럼 타고나는 것이 아니라 학습되고 훈련되는 것이다. 그렇기 때문에 양육자의 민감성이 굉장히 중요하다. 양육자의 민감성이 낮다면 자동으로 아이의 민감성이 높아질 수가 없다. 특히 아이의 연령이 낮을수록 양육자의 민감성은 아이에게 직접적 영향을 미친다.

실제 있었던 일이다. 미국에 사는 6살짜리 동양인 아이가 어느 날 유치원에서 오더니 "엄마, 어떤 친구가 나한테 눈을 감아보라고 하더니 손으로 내 눈을 옆으로 당기면서 웃었어."라고 했다. 엄마는 놀랐지만 아이에게 어떤 말도 하지 않고 "그 친구가 이상한 장난을 치네. 또 그런 일이 있으면 또 이야기해줘."라고 했다. 다음날 유치원에 다녀온 아이가 "엄마, 그 친구가 또 눈을 감아보라고 해서 내가 싫다고 했더니 억지로 내 눈을 감게 하고 내 눈을 옆으로 당기면서 웃었어."라고 했다. 아이의 엄마는 알고 있었다. 그 백인 아이는 인종차별을 하고 있었던 것이다. 그 후로 이 일은 반복되었고, 몇 번 더 반복했을 때 부모는 학교에 정식으로 문제제기를 했다.

위의 상황에서 제일 의아한 건, '고작 6살짜리 백인 아이가 어떻게 인종차별이라는 것을 할 수 있을까?' 하는 점이다. 가능성은 하나다. 누군가 하는 것을 보고 따라하게 된 것. 아이가 6년을 살면서 자연적으로 인종차별이라는 것을 깨달았을 리가 없다. 부모든 가까운 어른이든 선배들이든 자신에게 영향을 주는 다른 사람이 하는 것을 보고 따라했을 가능성이 가장 높다. 민감성은 이렇게 아이에게 영향을 주는 가까운 사람의 민감성 상태가 매우 중요한 영향을 미친다.

● 민감성이 없는 아이들의 특징

　민감성이 없는 아이들은 자신의 경계에 대한 민감성도, 타인의 경계에 대한 민감성도 없다. 민감성이 없는 아이는 쉽게 타인의 경계를 침범한다. 학교에서 다른 친구의 경계를 쉽게 침범하는 아이는 계속해서 지적을 받을 수밖에 없다. 요즘 세상에 개인의 경계가 굉장히 중요하기 때문에 장난이라고 하면서 그 경계를 침범하는 아이는 친구들에게도 사랑받기는 어렵다. 그런 행동을 자주 하면서 문제가 발생하면 "장난이었는데요…" 라면서 억울해한다. 아이는 아이대로 억울한 마음이 쌓여가고 다른 아이들은 그들대로 우리 아이 때문에 학교생활이 힘들어진다.

　반대의 경우도 있다. 민감성이 낮은 아이들은 자신의 경계에 대한 민감성도 낮다. 그래서 타인이 자신의 경계를 침범해도 알아차릴 수 없다. 이런 아이들은 타인이 자신의 경계로 들어와 신체적 접촉을 하거나 그루밍을 해도 쉽게 허락하고 불쾌감을 느끼지 못한다. 그것이 사랑의 표현이라 생각하고 자신의 경계를 침범하는 것이 아니라 자신을 좋아해주는 것이라 생각할 가능성이 높다.

　민감성이 낮은 아이들이 나타나는 두 가지 양상 모두 아이들에게는 굉장히 위험한 일이다. 그렇기 때문에 아이들의 민감성을 높여주는 것은 필수인데, 아이들에게 매일 조심하라고 이야기하는 것보다 양육자 스스로 민감성을 높여 아이들이 일상에서 피부로 느끼게 해주는 것이 가장 효과가 좋다. 양육자는 아이들 성교육에 있어서 민감성 훈련을 시켜주는 않아 아이들의 민감성이 낮은 상태로 살아가는 것이 그들의 인생에서 얼마나 쉽게 위험에 노출된다는 것인지 알아야 한다. 또한 민감성이 낮은 아이들은 챗GPT에도 끌려다닐 수밖에 없다.

● 챗GPT 중심이 아닌 인간 중심

민감성 중에서도 인간의 기본 권리, 즉 '인권에 대한 민감성'이 굉장히 중요하다. 챗GPT 활용도 인권을 침해하지 않는 선에서 해야 한다. 궁금한 게 한참 많을 아이들이 챗GPT에 다양한 질문을 할 수 있다. 그런데 그 질문이 인권을 침해하는 방향으로 가게 된다면 우리 아이가 챗GPT를 활용하는 방법은 굉장히 위험해질 수밖에 없다.

기계는 인간이 질문하는 것에 최선을 다해 답한다. 그러니 어떤 질문을 어떻게 하는지는 전적으로 사람의 몫이다. 아이가 인권을 침해하고 자신의 욕구 해소를 위해서만 챗GPT를 사용한다면 아이들의 성인식은 훨씬 더 피폐해지고 최악의 경우 음란물 제작자가 될 수 있다.

절대, 어떠한 경우라도 인간을 성적 대상으로 여겨서는 안 된다. 인간은 고유한 존재이고 누군가의 소중한 존재이기도 하다. 그 존재 자체만으로 당연히 존중받아야 하고 보호받아야 한다. 그런데 사람을 '성적 대상'으로만 본다면 그 인간의 존재감, 존중받아야 하는 고귀한 존재로서가 아니라 개인의 성적 욕구를 해소하는 상품으로만 보는 것이기 때문에 인권을 침해하는 행동이 된다. 타인을 성적으로 활용하고 소비하는 행동은 성폭력이 될 수 있기 때문에 정말 중요한 민감성의 부분이다. 그러니 절대 아이가 타인을 성적 대상으로 활용하는 행동, 즉 성적 영상을 찾아보거나 사진을 합성하거나 친구들과 재미거리로 타인의 몸 사진을 볼 때 "네 나이 때에는 호기심에 그럴 수 있어."라는 큰일 날 소리를 하면 안 된다.

매 순간 아이들은 인간에 대한 애정을 잃지 않아야 하며, 기계를 다룰 때도 이런 질문과 대답이 누군가를 불쾌하게 만들거나 위험하게 만들지 않을지에 대해 민감하게 고민하고 신중하게 행동할 수 있어야 한다.

● 미디어에 대한 민감성, 미디어리터러시

기계 중심이 되어 생각한다면 AI가 하는 말을 모두 믿게 된다. 기계는 오류가 있기 마련인데 기계 중심으로 생각하면 기계를 맹신하게 되고, 그 안에서 나오는 대부분의 것들이 진실이라고 믿게 되면서 아이는 인간에 대한 민감성을 더 잃게 된다. 그러니 기계를 다루는 밑바탕에는 인권에 대한 민감성, 성에 대한 민감성, 미디어 리터러시 능력이 필요하다.

미디어 리터러시(Media Literacy)는 '미디어'라는 대중 매체와 '리터러시'라는 읽고 쓰는 능력이 결합된 개념이다. 이는 다양한 미디어 콘텐츠를 비판적으로 분석하고 이해한 뒤, 그 정보를 평가하고 책임감 있게 활용하는 능력을 의미한다. 쉽게 말해, '미디어 독해력'이라고 할 수 있다.

요즘 아이들은 미디어에 둘러싸여 살아간다고 해도 과언이 아니다. 우리 아이들이 스마트폰, TV, 태블릿을 통해 하루에 몇 개 정도의 미디어를 접하고 있을까? 아마 셀 수 없을 것이다. 심지어 요즘 아이들은 긴 건 보지도 않는다고 하니 1분 미만의 짧은 미디어들을 끊임없이 보고 있는 것이다.

언제 어떤 미디어를 접하더라도 제일 중요하게 생각하고 개입해야 하는 게 있다. 그것은 바로 아이들이 일방적으로 미디어를 받아들이도록 두지 않는 것이다. 판단과 사고 없이 일방적으로 미디어가 주는 자극만 받아들이게 되면 아이들은 미디어에 대해 생각할 수 없고 비판할 수 없다. 무엇이 잘못 되었는지 무엇이 문제인지 전혀 알아채지 못하게 된다. 그렇게 몇 년 미디어를 아무 생각 없이 접하게 되면 아이들은 미디어가 잘못된 정보를 담고 있거나 사람을 성적 대상화하거나 공격하고 폭력적인 것들을 다루어도 아무런 불편감 없이 미디어를 소비하게 된다. 이는 더 자극적인 미디어를 원하거나 만들어내도록 만들 수도 있다.

현대 사회에서는 누구나 미디어를 만들 수 있고, 어떤 소재도 미디어의 주제가 될 수 있다. 만약 아이들이 미디어나 AI가 만들어내는 것을 일방적으로 받아들이고 소비한다면, 미디어에 대한 비판적 사고를 키우기 어려워진다. 그 결과, 아이는 문제의식을 갖지 못한 채 성적인 위험에 아무런 방어력 없이 노출되고, 잠식당할 것이다. 그렇기 때문에 아이가 접하는 미디어나 아이들이 사용하는 AI에 관심을 가지고 어떤 생각을 하면서 보고 있는지 많이 질문하고 대화를 나누는 것이 필요하다.

공감능력이 뛰어난 아이

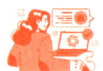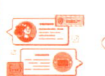

　학교에서 문제에 휘말리는, 특히 폭력이나 학교 내 괴롭힘에 휘말리는 아이의 공통적 특징이 있다. 그것은 바로 '공감능력이 떨어진다는 것'이다. 문제가 생겨서 상담이나 교육을 받으러 오는 아이들을 보면, 피해를 당한 사람의 마음을 공감하지 못하고 자신의 억울함만 내세우는 아이들이 대부분이다. 이런 특성을 단순히 '아이들이 어린 마음에 그럴 수 있지.'라고 생각하고 넘기면 안 된다. 유아기 아이들도 공감능력이 뛰어난 아이들은 다른 사람에게 쉽게 피해를 주지 않기 때문이다. 자신의 입장에서 단순히 장난이라고 생각한 행동이 다른 사람의 기분을 상하게 할 수 있다는 것을 알고 있다는 뜻이다.

더 놀라운 사실은, 공감능력이 떨어지는 아이들은 부모님도 비슷한 특성을 보이는 경우가 많다는 점이다. "아이가 어리다보니 호기심에 그런 거 같아요."라거나, "원래 우리 애가 장난기가 좀 있는 편이라서 장난을 심하게 치다보니 오해가 생겼는데…"라는 식의 말을 아무렇게 않게 하기도 한다.

타인에 대한 공감능력은 민감성이고 인간성이다. 아무리 다른 능력이 뛰어나도 공감능력이 결여되면 대인관계에 문제가 생길 수밖에 없다.

● 피해자에 대한 공감 능력의 중요성

다른 사람에게 피해를 줘서 상담이나 교육을 오는 아이들을 보면 대부분 주눅 들어 있으면서도 억울해한다. 다른 애들도 치는 장난인데 본인만 걸렸다는 생각에서 오는 억울함, 그냥 장난 좀 친 건데 신고당해서 행위자가 되었다는 억울함, 그 정도까지 심각한 건 아닌데 학교 선생님들과 어른들이 심각하게 만들었다는 억울함, 이렇게 되고나니 친구들도 어른들도 다 피해자 편을 든다는 억울함 같은 것들이다.

그런 아이들에게 꼭 하는 질문이 있다. 실제로 몇 달 전 만난 아이에게 똑같은 질문을 했고, 아이는 이렇게 대답했다.

"만약 가족 중에 누가 그런 피해를 당했다면 어떨 거 같아?", "만약 친구가 너희 엄마 사진을 몰래 찍어서 합성하거나 단톡방에 올려서 성적인 이야기를 한다면 같이 웃을 수 있을까?"

아이는 순간 당황하는 표정을 짓는다. 그러고는 상상 속의 상황에 대해서 분노를 표현한다.

"만약 그러면 그 친구 죽이고 싶을 거 같아요!! 가족은 건드리면 안 되잖아요!!"

"그럼 니가 온라인에서 만났던 그 아이는 너에게 그런 피해를 당했을 때 어떤 마음이었을까?"

"글쎄요. 한 번도 생각해본 적이 없어요…."

"그럼 그 아이의 가족은 어떤 마음일까?"

"아…, 너무 슬프고 화날 거 같아요…."

이 대답을 하면서 아이는 고개를 숙이고 자신이 한 일에 대해 곰곰이 생각했다. 그리고 어떤 부분이 잘못되었는지 조금은 알겠다고 했다.

공감능력이 떨어지는 아이들은 인간을 구분 짓는 경향도 있는데, 피해자가 될 사람, 즉 내가 함부로 해도 되는 사람과 그러면 안

되는 사람을 구분한다. 내가 노예로 삼고 성착취를 해도 되는 사람과 그 누구도 건드려서는 안 되는 나에게 소중한 사람이 따로 있는 것이다. 이런 경우 아이가 공감능력이 있다고 볼 수 있을까?

진짜 공감은 나에게 소중한 사람들에 대한 공감만 하는 것이 아니라, 나보다 약한 사람, 위험이나 피해에 노출되기 쉬운 사람의 입장을 이해하고 배려하는 것이다. '나와 전혀 다른 입장에 있는 사람을 이해하려고 노력하는 것', '그 사람이 어떤 상황에서 겪을 수 있는 다양한 감정을 예측하고, 불편하지 않게 배려하며 존중하는 것', 이것이 진정한 공감능력이다.

● **가족도 공감 못하는 현실**

위에서 말한 것처럼 문제에 휩쓸리는 아이들 중 많은 비율의 아이들이 자신이 함부로 할 수 있는 사람과 함부로 할 수 없는 사람을 구분한다. 예를 들어, 온라인에서 만난 나보다 약한 어떤 아이는 내가 성적 노예로 부릴 수도 있지만, 우리 가족은 그 누구도 건드리면 안 된다는 것처럼 말이다.

그런데 최근 사회적으로 엄청난 이슈가 되고 있는 많은 사건들이 있다. 자신의 성욕구나 성적 호기심이 우선인지라 가족들까지 성범죄에 활용하는 아이들이 늘어나고 있는 것이다.

> 세계일보 PiCK · 12시간 전 · 네이버뉴스
> "엄마 사진 공유하니 뿌듯"…**가족**으로까지 퍼진 '딥페이크'
> 엑스(X) 갈무리 최근 대학가와 전국 초·중·고등학교뿐 아니라 **가족**을 대상으로까지 '딥페이크' 성착취물 제작·유포가 횡행한다는 폭로가 잇따르고… 앞서 대학가에 딥페이크 **성범죄** 사건이 잇따라 알려지면서 온라인을 중…
>
> 지디넷코리아 PiCK · 14시간 전 · 네이버뉴스
> "여동생·지인 나체 사진 드려요"…韓, 딥페이크 **성범죄**↑
> **가족**뿐 아니라 친구 사진까지 딥페이크 **성범죄** 대상물이 된 셈이다. 관련 범죄로 경찰에 붙잡힌 10대 청소년이 서울에서만 올해 10명인 점도 전해졌다. 서울경찰청 관계자는 "올해 1~7월 청소년 10명이 딥페이크 범죄…

네이버 뉴스 검색 (2024.8.27.)

어쩌다 이 정도까지 심각해졌을까. 인간 자체에 대한 공감능력이 줄어들면서 이런 일이 일어났을 거라 생각한다. 타인을 신경 쓰고 대인관계를 챙기기보다 공부에만 집중하고 자신이 해야 하는 일에만 집중하는 요즘 아이들의 생활, 성교육과 인성교육의 축소로 인해 아이들은 타인을 공감하는 능력을 키우지 못하고 있다. 그 심각성이 이제 가족 안에서도 가해자와 피해자를 만들기 시작했다.

아직 어리다고만 생각했던 우리 아이가 양육자의 속옷이나 나체 사진을 몰래 찍는다면, 양육자의 사진을 가지고 가 딥페이크로

나체사진과 합성해 자신이 속한 커뮤니티에 〈우리 엄마〉라고 올린다면, 우리는 그 행동을 단순히 아이가 어려서 호기심에 한 장난으로 볼 수 있을까?

● **공감능력은 곧 대인관계 능력**

요즘 아이들의 특징을 살펴보면, 혼자 있는 시간이 많고 개인이 속하고 싶은 세계를 선택하고 자기만의 규칙, 시간, 생활을 중요하게 생각한다. 선택적으로 대인관계를 형성하며 무엇보다 자신의 감정과 생각이 중요하다. 슬프게도 양육자들은 아이가 친구를 사귀고 친구와 소통하는 능력을 갖게 하기보다 좋은 학원에서 좋은 선생님에게 높은 학습 능력을 갖게 하는 것에 더 많은 자원을 쏟고 있다. 그러다보니 자연스럽게 아이들은 타인과 소통하고 조율해 나가는 스킬이 상대적으로 결여되어있으며, 자신의 욕망이나 욕구가 우선이 되었다.

그런데 그런 욕망이나 욕구를 해소하는 방식도 기존의 어른들과는 다르다. 성적인 호기심이나 욕구를 효율적이고 간편한 방법으로 해소하고 친구나 가족과 소통하면서 생각하고 배워가려는 노력을 하지 않는다. 어쩌면 노력을 하지 않는 게 아니라 방법을 전혀 모르는 것일 수도 있다.

다시 한 번 말하지만 인간이 챗GPT의 지식력을 능가할 수는 없다. 기술이 발달할수록 인간은 기술과 다른 점을 개발해야 한다. 그 중 정말 중요한 부분이 바로 공감능력이다. 기계는 공감능력이 사람에 비해 현저히 부족하기 때문이다.

양육자들은 기억해야 한다. 공감능력은 대인관계 능력이다. 기계와 경쟁하지 마라. 기계보다 인간이 더 우월한 점, 기계는 가지지 못하는 부분을 키워주는 것이 앞으로 아이들이 잘 살아갈 수 있는 핵심이다. 타인을 공감할 수 있는 능력이야말로, 상황을 이성적으로 판단하고 분별력 있게 선택할 수 있는 밑바탕이 되는 것이다.

자신의 말과 행동에 책임지는 아이

 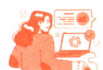   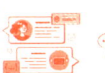

앞서 언급했던 대로 요즘 '딥페이크' 관련된 뉴스로 세상이 시끄럽다. 물론 이것도 아는 사람, 관심 있는 사람만 아는 거지만, 전반적인 분위기가 조용히 넘어가지는 않을 것 같다. 예전부터 딥페이크에 대한 사례를 많이 접했던 전문가로서는 놀랄 일이 아니지만 양육자들은 많이 충격을 받고 불안해하고 있다. 그런데 관련된 기사 중에서 진짜 황당한 기사를 발견했다. '가해자를 위한 딥페이크 대책본부'라는 카페가 만들어졌고, 이곳에는 딥페이크 범죄를 저질렀던 사람들과 그들의 부모가 참여해 처벌을 피하는 방법을 공유하고, 딥페이크 수사 방법까지 게시하고 있었다. 자녀가 성범죄

가해자가 된다고 하면 어떤 부모가 손 놓고 있겠냐마는, 아이가 저지른 잘못을 없던 일로 만들어주는 것이 진짜 자식을 위한 길인지 직접 만나서 묻고 싶을 정도였다.

어떤 양육자는 직접 기관으로 연락을 주셨는데, 고등학생 아들이 딥페이크로 친구 사진을 합성해서 학폭위가 열렸다고 했다. 지금 교육청에서 조사를 끝내고 결과를 기다리고 있고 경찰 조사도 앞두고 있다고 하면서 교육을 받고 싶다고 했다. 교육 가능한 일정과 절차를 안내해드렸더니 이수증 발급을 요청했다. 이수증 발급은 불가능하다고 말씀드리니 이수증도 안 주면서 교육비가 왜 그렇게 비싸냐며 안 받겠다고 했다. 다른 기관에서라도 교육과 상담을 받았다면 다행이다. 하지만 만약 제대로 된 교육을 받지 않았거나, 단지 이수증 발급을 위해 형식적인 일회성 교육만 받았다면, 그 아이의 인생은 앞으로 어떻게 될까? 전화를 끊고 난 후, 오랫동안 생각에 잠겼다.

책임진다는 것은 보통 힘으로 되는 게 아니다. 책임질 수 있다는 것은 자신의 언행에 대해 객관적으로 생각하고 자신의 언행에 대한 결과를 감당한다는 뜻이다. 어릴 때부터 본인의 행동을 스스로 책임져야 한다는 것을 알고 행동하는 아이는 추진력과 신중함이 남다르다.

● 자신의 언행을 객관적으로 생각하기

아이들의 특징 중 하나는 자신이 처한 모든 상황을 스스로 통제할 수 있다고 생각하는 것이다. 예를 들어, 디지털 성폭력 피해를 당하면 바로 알아차리고 신고할 수 있을 거라 믿거나, 누군가 자신을 납치하려 하면 발로 차고 도망칠 수 있다고 생각한다. 또 다른 특징은 자신의 행동이 어떤 결과를 가져올지, 그에 대한 책임이 얼마나 큰지 과소평가한다는 것이다. 그렇게 생각했다가 생각보다 일이 심각해지면 피해를 준 아이든 피해를 입은 아이든 겁에 질려 도움도 요청하지 못하고 두려워하게 된다.

아이들에게 성과 관련된 언행에 대해 책임감을 키워주기 위해서는 자신의 언행을 객관적으로 생각해보게 해야 한다. 만약 다른 사람이 나에게 그런 피해를 줬다면 나는 어떨지, 내가 다른 사람에게 피해를 준다면 어떤 마음이 들지 생각할 수 있도록 계속 질문하고 상황을 제시해주어야 한다. 그리고 그 행동으로 인해 타인이 어떤 생각을 하고 느낄지 계속해서 질문해주어야 하는 것이다.

어른들이 아무 것도 안 해주고 아이들이 스스로 생각하는 건 불가능이다. 아이들에게 뭘 조심해야 하는지 알려주는 것보다는 아이가 경험할 수 있는 다양한 상황에 대해 끊임없이 시뮬레이션을 해볼 수 있도록 해야 한다. 아이가 상황을 과소평가한다면 다른 상황을 만들어서 질문해주고, 아이가 상황을 다 컨트롤할 수 있을 거라 확신해도 또 다른 상황을 만들어서 생각하도록 해야 한다. 일상 속에서 나누는 이런 대화들을 통해 아이들은 한 번도 상상해보지 못했던 상황을 가상으로 경험하게 된다. 그리고 자신이 과소평가하거나 쉽게 통제할 수 있다고 생각했던 상황들에 대해, 진지하게 어떻게 대처해야 할지 고민하게 될 것이다. 그 대화와 고민의 끝은 실제 상황에서 아이들이 대처할 수 있는 힘을 갖게 한다.

● 모든 책임은 본인이 져야한다는 걸 알려주기

다른 친구에게 성 관련 피해를 줘서 교육을 받으러 온 아이들을 만난다. 모두가 양육자와 함께 오는데 양육자의 태도에 따라 아이들의 태도도 달라진다. "얘가 원래 장난이 좀 심해서요.", "애들끼리 장난치다 보니 그렇게 됐네요.", "다른 애들도 요즘 다 그러잖아요."라는 말을 하며 아이와 함께 온 양육자님들의 경우, 그 아이들은 교육을 받으러 오면서도 자신이 무엇을 잘못했는지 전혀 모른 채 순진한 표정으로 앉아 있다.

반면, "아이와 많은 이야기를 나눴어요. 왜 잘못된 상황인지 설명하려고 노력했는데, 제가 잘한 건지 모르겠어요.", "스스로 책임져야 할 행동을 했다고 말해줬고, 책임지는 과정에 엄마·아빠가 함께하겠다고도 했어요."라고 말하는 양육자님들이 있다. 이런 양육자님과 온 아이들은 약간 눈치를 보기는 하지만, 자신이 친구에게 선을 넘는 행동을 해서 교육까지 받게 됐다는 사실을 알고 있다.

준비된 아이와 준비되지 않은 아이는 교육에 오는 마음, 교육을 받아들이는 태도, 그 과정에서 느끼는 감정까지 다르다. 준비된 아이는 다시는 그런 실수를 하지 않으려 노력하지만 준비되지 않은 아이는 억울함을 더 많이 느끼고 타인을 탓하는데 에너지를 많이 쓰게 된다.

어른들도 생각보다 사과를 잘 못한다. 사과는 진짜 용기가 있어야 할 수 있다. 그 용기는 객관적으로 자신의 언행과 상황을 본 후에 자신이 한 것에 대한 인정할 수 있는 용기가 있어야만 가능한 것이다. 사과를 한다는 것은 책임을 지겠다는 다짐을 보여주는 것이기도 하다. 꼭 성적인 것이 아니더라도 매사 자신의 언행에 대해 진심으로 사과하고 책임진다는 것은 아주 중요한 인간의 기본 자질임을 알려주어야 한다. 아주 사소한 일이라도 본인이 책임지는 연습과 경험을 해야 그 무게를 알게 된다.

● 함께 책임지는 것이 가장 좋은 대처법

아이가 한 실수나 잘못에 대해 처음부터 끝까지 아이 탓을 하는 양육자를 많이 본다. 아이를 비난하고 아이가 잘못한 것만 콕 집어서 아이를 혼낸다. 아이의 말은 들어보지도 않고 양육자의 감정만 쏟아낸다. 이런 반응은 잘못된 상황에서 전혀 도움이 되지 않는 대처법이다. 냉정하게 말해서 아이가 성적으로 무슨 잘못을 했다면 이건 아이만의 잘못이 아니다. 아이가 그렇게 하는 동안 한 번이라도 제대로 성교육을 시켜줬는지, 아이와 성적 대화를 해본 적은 있는지, 아이가 고민하거나 관심을 가지는 성적 주제가 무엇인지 궁금해 했는지 양육자의 행동을 되돌아보아야 한다.

절대 실수 자체로 아이를 판단하고 혼내지 않아야 한다. 누구나 실수는 할 수 있다. 그러니 실수 자체보다는 그 다음 단계에 초점을 맞춰야 한다. 실수 자체에 초점이 맞춰지는 순간 아이는 억울함과 분노, 수치심을 갖게 된다. 이런 감정을 갖게 되면 자신이 진짜 무슨 잘못을 했는지 생각할 수 있는 마음의 자리가 없다. 그렇기 때문에 더 큰 잘못을 반복할 수밖에 없는 것이다.

타인에게 피해를 줬다면 아이가 한 언행에 대해 아이와 양육자가 함께 책임지는 게 유일한 대처법이다. 그동안 무엇을 놓쳤는지 깊이 고민해보아야 한다. 그리고 아이가 무엇을 잘못했는지 깨달을 때까지 함께 대화를 나누어야 한다. 그리고 아이에게 인정하고 사과할 수 있는 용기를 주어야 한다. 잘못은 아이가 했지만 책임은 함께 지면서 본보기가 되어야 한다. 만약 아이가 다른 사람에게 피해를 줬다면 아이의 눈을 보고 부드럽게 이렇게 이야기하자. "이 일을 통해 네가 무엇을 잘못했는지 깊이 고민해봤으면 좋겠어. 이 행동은 분명 다른 사람에게 피해를 줬고 잘못했기 때문에 네가 스스로 책임져야 하는 행동이야. 책임을 지는 과정이 괴롭고 힘들 수도 있지만 엄마·아빠가 그 과정을 줄여주거나 없애 줄 수는 없어. 그렇지만 그 과정에서 엄마·아빠가 항상 같이 반성하고 함께 할게."

사회에 기여하는 아이

 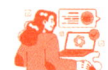

문득 문득 생기는 의문이 있다.

'우리 사회가 어쩌다 이 지경까지 됐을까?'

점점 심각해지는 사회문제들 속에 서로 돕기보다는 내 일이 아니면 모른 척 지나가는 사람들이 점점 많아졌다. 어떤 경우에는 오히려 도와줬다가 곤란한 상황에 놓일 수 있으니 엮이지 말라고 이야기하는 사람도 있다. 더 안전한 사회, 좋은 사회를 위해 기여하는 사람보다는 내가 당면한 문제가 아니면 무관심하거나 거리를 두는 사람들이 많아졌기 때문에 우리 사회는 점점 더 공허해져가고 있는 게 아닐까 생각해본다.

아이들이 겪고 있는 사회문제에 대해 어른들이 무관심하고 회피하려들수록 사회적 약자인 아이들이 피해를 받게 되고 피해를 주는 사람의 연령도 점점 낮아질 수밖에 없다. 최근 사회에서 일어나는 성문제를 보면 놀라울 정도로 가해자와 피해자의 연령이 낮아져있음을 볼 수 있다. 아이들은 이렇게 치열하게 피해를 주기도 하고 받기도 하는데 어른들은 어떤 태도를 취하고 있는지 생각해보자. 어떤 어른들은 아직도 성교육의 필요성을 논하고 있고, 어떤 어른들은 사회에서 심각하게 언급되고 있는 성문제가 무엇인지조차 모른다. 어떤 어른들은 "요즘 애들은 진짜…"라며 혀를 차고 아이들을 싸잡아 비난한다.

건강하고 안전한 사회는 사회적 약자를 보호하고 위험한 요소들을 제거하기 위해 함께 노력한다. 특히 결정권이 있는 어른들이 앞장서서 아이들을 위한 안전한 사회를 만들려고 한다. 그에 비해 우리 사회는 어떨까? 지금의 양육자가 어릴 때부터 현재까지 계속되고 있다. 일반 어른들은 숨기거나 회피하기 바쁘고, 나쁜 어른들은 법을 피해 유해한 것들을 만들어내고 아이들을 노리는 데 바쁘다. 우리는 어른들이 알려주지 못해서 과거 어른들과 비슷한 사회를 만들었지만, 우리 아이들은 그렇게 두면 안 된다. 우리 사회가 더 병 들기 전에 우리 아이들은 다르게 키워야 한다.

● 무신경하고 비겁한 아이들이 되지 않도록

우리 아이들이 만들어갈 세상은 지금까지와 같아서는 안 된다. 지금보다 더 안 좋아진다면 정말 집 밖은 위험한 세상이 될 것이다. 어쩌면 집 안도 안전하지 않은 곳이 될 것이다. 지금 일어나는 딥페이크 사건만 봐도 그렇다. 아이들이 호기심 반 장난 반으로 지인 사진을 가지고 합성하더니 어떤 아이들은 엄마나 여동생, 누나 사진을 가지고 합성을 해서 성적 콘텐츠를 만들어낸다. 그러니 이런 방향으로 점점 심각해진다면 가족도 믿을 수 없는 세상이 되고 말 것이다.

학교 폭력 사건을 보면 학교에서 특정 친구가 놀림을 당해도 옆에서 웃고 있는 아이들이 있다. 옆에 친구가 괴롭힘을 당해도 용기가 없어 아무 말도 못하고 모른척하기도 한다. 친구들이 하는 욕이나 성적 농담이 잘못된 것임을 알면서도 하지 말라고 말할 수 없고 오히려 동조하며 분위기를 맞춘다.

아이들이 이러는 데는 이유가 있다. 모든 폭력과 괴롭힘에는 권력이 존재한다. 권력(나이, 학년, 경제적 능력, 신체 능력 등 모든 것이 권력이 될 수 있다.)의 강약에 따라 아이들의 대처는 달라진다. 싸움을 잘 하는 친구 앞에서는 불쾌하고 싫어도 동조할 수밖에 없다. 자신이 가진 권력을 다른 사람을 괴롭히는 곳에 사용하는 아이, 그 권력구도에 따라 자신의 태도를 설정하는 아이들은 이런 것들을 어디서 배웠을까? 어른들이 만든 세상에서 배웠을 것이다. 강자에게 순종하고 약자에게 강하게 하는 어른들의 모습, 미디어 안에서의 모습에서 아이들은 권력이 그렇게 움직인다는 것을 배우게 된다.

그러니 어른들의 처신이 정말 중요하다. 누군가 도움이 필요할 때 도움을 제안할 수 있는 아이, 한 명의 권력자가 약한 친구를 공격한다면 나머지 모두가 힘을 합쳐 그 괴롭힘을 끊어낼 수 있다는 믿음을 가진 아이로 키워내야 한다.

● 믿을 수 있는 어른 되어 아이들과 함께하기

다른 친구가 괴롭힘을 당하는 모습을 보거나, 온라인에서 누군가의 사진으로 장난치는 친구를 봤을 때, 아이들이 용기 있게 "그만해!"라고 말하거나 도움을 요청하려면 무엇이 바뀌어야 할까?

아이들이 세상과 어른에 대한 믿음을 갖도록 해야 한다. 아닌 것을 아니라고 말하지 못하는 것은 그렇게 했다가 본인도 위험에 빠질까 봐 두렵기 때문이다. 그런 두려움은 어디서 오는 걸까? 모든 어른들과 사회가 피해를 당한 사람을 도와줄 수 있을 거라는 확신이 없는 데서 온다.

아이들에게 디지털 성폭력 예방교육을 할 때마다 무섭더라도 조금만 용기를 내서 주위 어른들에게 이야기하면 꼭 도와줄 것이라고 말한다. 그러면 1~2명의 아이들은 되묻는다. "안 도와주면요?"라고. 중학생 정도가 되면 덧붙여 말한다. "어른들이 도와줄 수 없을 때도 있잖아요. 어른들 말도 안 듣는 애들도 있어요."

그럴 때마다 아이들이 정말 우리 어른과 사회에 대한 불신이 가득하다는 생각이 든다. 괴롭힘을 당하거나 디지털 성폭력 피해자들 중에서 아주 많은 사람들이 '아무도 나를 도와줄 수 없고 구해줄 수 없을 것'이라고 생각한다. 이런 불신은 사람을 무기력하게 만들고 좌절하게 만든다. 희망이 없다면 어떠한 반격도 할 수 없고 상황에 순응하며 견딜 수 있을 만큼 견디다 최악의 경우 스스로 삶을 끝내기도 한다. 살아나갈 어떠한 방향도 찾지 못한다고 느끼기 때문이다.

아이들이 사회와 어른을 믿지 않는 한 사회는 위험할 수밖에 없다. 그리고 어른들은 아이들을 도와줄 기회를 매번 놓치게 된다. 그렇기 때문에 무엇보다 아이들이 어른과 사회에 가지고 있는 이러한 불신을 어떻게 하면 회복할 수 있을지 고민하고 방법을 찾아서 아이들에게 알려줘야 한다. 신뢰를 다시 쌓아나가야만 아이들을 보호할 수 있다.

아이들에게는 사회의 구성원으로서 용기 있게 기여하고, 약자를 돕고, 사회 분위기를 건강하게 만들어가는 것에 대한 책임감을 심어줘야 한다. 그리고 이러한 행동을 할 수 있도록 무한한 지지와 격려를 보내야 한다. 또한 어른들도 아이들이 신뢰를 가질 수 있는 사회를 만들기 위해 최선을 다해야 한다. 자신의 영향력을 아는 건강하고 용기 있는 아이는 절대 다른 사람에게 피해를 주거나 위험한 길을 선택하지 않는다. 건강한 사회, 안전한 온라인 세상은 다 함께 노력해야만 만들 수 있다. 부디 아이들의 행동을 조심시키고 금지시키는 것을 넘어서서 아이들과 어른이 함께 사회에 대한 주인의식을 가지고 노력할 수 있도록 우리 아이들의 손을 잡아주길 바란다.

에필로그 1

한 아이를 바꾸는 것이,
한 세상을 바꾸는 것이다!

"시간이 지나면 묻힐 거야. 걱정 말고 즐기자."

이 충격적인 대화는 딥페이크 성범죄 가해자들이 낄낄거리며 나눈 말이다. 이 짧은 문장은 대한민국의 비극적인 현실을 적나라하게 보여준다. '소라넷 성착취 사건', '웹하드 카르텔과 다크웹', 'N번방 성착취 사건'과 '버닝썬 사건' 등 아무리 큰 성범죄 사건이 터졌어도 시간이 지나면 결국 묻혀 버린다. 보여주기식으로 몇몇 가해자들만 약하게 처벌하고, 성교육과 법 개정은 지지부진한 채 흐지부지 끝나버린다. 그러니 범죄자들이 뻔뻔하게 "걱정 말고 즐기자"라고 말할 수 있는 것이다.

전문가들은 현재 상황을 '국가 재난 상태'로 보고 있다. 강력한 처벌과 법 제도 개선, 성교육의 중요성을 강조하며 사회 전반의 협력이 필요하다고 목소리를 높이고 있다. 그러나 또다시 흐지부지 넘어간다면, 정부는 성범죄를 방조하는 것을 넘어 조장하는 것과 다를 바 없을 것이다. 현장에서 일하는 전문가로서, 때론 무력감을 느끼고 분노를 억누르기 힘들 때가 있다.

미리 성교육을 받고 준비한 사람들은 그래도 지혜롭게 대처한다. 하지만, 성교육에 무관심한 사람들은 "왜 굳이 성교육에 시간과 돈을 쓰지?"라며 의문을 제기하고 무관심으로 일관한다. 그러다 결국, 문제가 터지고 나서야 울면서 도움을 구하러 온다. 그때가 가장 속상하고 안타깝다. 이제라도 양육자와 어른들이 정신을 차리고 성교육과 제도 변화에 관심을 기울여 주길 진심으로 바란다.

챗GPT와 AI가 발전하면서 앞으로 아이들이 마주할 세상은 무작위로 음란물, 성착취물을 제작하고 소비하는 끔찍한 현실이 될 것이다. 철학자 토머스 홉스가 말한 "만인에 대한 만인의 투쟁"은 시공간을 초월해 어디서든 무차별적으로 벌어질 수 있다. 하루빨리 대책을 세우고 실행해야 한다.

지난 12년간 성교육을 하며 나는 언제나 절망 속에서도 희망의 메시지를 전하고자 했다. 그 마음은 변함없지만, 지금 이 글을 쓰며 허탈하게 쓴소리해야 하는 것이 너무 착잡하다. 도저히 내 힘으로 감당할 수 없는 사건을 마주할 때는 전문가로서 뼈저리게 부족함과 한계를 느낀다.

특히 성폭력 행위자 아이와 그 가족을 교육할 때면, 그들의 깊은 후회와 절망을 정면으로 마주해야 한다. 버겁고 힘들지만 냉정함을 유지하며 교육에 집중해야 한다. 내가 행위자 아이를 제대로 교육하고 변화시켜야 또 다른 피해자를 막을 수 있기 때문이다. 이렇게 나를 다 갈아 넣어 교육하다 보면, 나도 몸과 마음도 상처투성이가 된다. 어느 날, 너무 버겁고 힘들어 어머니께 진솔하게 고민을 털어놓았다. 어머니는 이렇게 말씀하셨다.

"석원아, 많이 힘들지? 듣고 있는 엄마도 마음이 아프다. 네가 세상의 모든 문제를 해결할 순 없어. 혼자 다 감당하려 하지 마. 어쩔 수 없는 것은 과감하게 포기하는 것도 필요해. 그래야 더 많은 사람에게 가치를 전할 수 있어. '고통'스러운 만큼, 네가 '소통'의 통로가 되어 세상에 빛과 소금이 되는 의미 있는 일을 하는 거야. 엄마는 너라는 별을 가장 밝게 믿고 있어!"

"한 아이를 통해 한 세상을 바라보자. 네가 한 아이를 바꾸는 것이 곧 한 세상을 바꾸는 거야."

어머니의 말씀처럼, 나는 '한 아이를 바꾸는 것이 한 세상을 바꾸는 일'이라고 믿는다. 그래서 "한 영혼을 천하보다 귀하게"라는 마음으로 교육에 임하고 있다.

"알고도 행하지 않으면 아직 모르는 것이다." - 왕수인
"앎이란 본질적으로, 아는 것을 실천하는 것이다." - 공자
"이와 같이 행함이 없는 믿음은 그 자체가 죽은 것이라. 네가 보거니와 믿음이 그의 행함과 함께 일하고 행함으로 믿음이 온전하게 되었느니라." (「야고보서」 2:17, 22)

마무리하며, 나는 이 책을 읽는 독자가 1만 가지를 생각하기보다 단 '한 가지'라도 실천에 옮겨주기를 진심으로 바란다. 이 책을 읽고 덮는다면 변화는 일어나지 않는다. 여러분의 삶 속에서 단 '한 가지'라도 성교육 실천하자. '여러분이 한 아이를 바꾸면 한 세상이 바뀐다.'

벌써 다섯 번째 책을 출간할 수 있었던 건 혼자서 이룬 것이 결

코 아니다. 자기 일처럼 응원해준 소중한 가족, 그리고 자주스쿨과 라온북 소장님의 따뜻한 격려와 헌신 덕분에 가능했다. 이 자리를 빌려 엔젤미남 슈퍼 울트라 깐따삐야! 진심으로 감사드린다.

절망 속에서도 희망을 잃지 말고, 함께 연대하여 "한 영혼을! 한 세상을!!" 아름답게 바꾸자. 이 책을 읽는 모든 고마운 분에게 나의 진심을 전한다.

"여러분의 평안과 행복이 저와 자주스쿨의 꿈입니다."

예수 그리스도로 말미암아 의의 열매가 가득하여 하나님의 영광과 찬송이 되기를 원하노라.

- 「빌립보서」 1장 11절

2024년 9월
세상에 빛과 소금이 되는 존재
엔젤미남 이 석 원

에필로그 2

부모로서, 어른으로서의 사명감을 가지고...

여느 때처럼 양육자님들을 만나 강의를 하는 날이었다.

"양육자님, 요즘 딥페이크를 비롯한 성문제가 너무 심각하죠? 부디 이 시간을 통해 양육자님들의 마음에 성교육에 대한 확신이 생기길 바라며 정말 간절한 마음으로 강의를 준비했습니다. 그 간절한 마음을 담아 최선을 다해 교육을 진행해보겠습니다."

왠지 모르게 갑자기 눈물이 핑 돌았다.
어쩌다 우리 아이들이 이렇게 됐을까….
15년 동안 이 일을 하면서 아이들 걱정은 늘 했었다. 우리 사회에서 변하지 않는 성교육에 대한 인식과 점점 심각해지는 성범죄, 아이들의 가해와 피해를 보며 왜 이렇게 변하지 않을까 탄식하고 대중들을 원망한 적도 있었다. 그런데 이번에는 좀 다르다. 탄식과 원망이 아니라 마음이 아려온다. 아마 강의 시작 때 눈물이 나오려고 했던 건, '이제 더 이상의 기회가 없을 수도 있어요. 제발 함께 해주세요. 우리 아이들을 위해…, 정말 간절히 부탁드립니다….'라는 메시지를 전하고 싶었던 것 같다.

요즘은 정말 양육자님들을 한 분씩 만나서 무릎이라도 꿇고 빌고 싶은 마음이다. 어른들이 가지고 있는 성교육에 대한 무지와 무관심으로 지금 아이들이, 지금 세상이 어떻게 됐는가. 현장에서 아이들을 만날 때마다 아이들에게 면목없는 어른이 된다. "미안해, 어른들이 미안해. 너희를 지켜주기 위해 더 노력할게…"라는 말을 하며 순수한 아이들의 눈을 볼 때, 부끄러워 고개를 들기 어렵다.

나이 40이 넘어 어렵게 아이를 가졌다. 뱃속에 있는 아이의 심장소리를 들을 때마다 감사와 감동으로 눈물이 난다. 아이를 내 품에 안고 있을 때를 상상해본다. "엄마가 무슨 일이 있어도 지켜줄게. 목숨을 걸고서라도. 너희가 위험에 빠지지 않게 더 좋은 세상을 만들게. 부끄럽지 않은 어른이 될게." 혼자 속삭이며 다짐한다.

뱃속에 아이가 생기고 아이와 교감할 수 있을 때가 되니 아주 조금씩 양육자의 마음을 알 것 같다. 아이들이 귀하지 않은 양육자는 없을 것이다. 내가 만나는 수많은 양육자님들 또한 나처럼 아이를 안고 다짐했을 것이다. '내가 무슨 일이 있어도 너를 지켜줄게.'

그런데 아이들을 지켜주지 못하는 위험한 일이 너무나도 많아지는 이 세상에서, 양육자들은 갈 길을 잃었다. 애초에 어떻게 해야 할지 방향조차 찾지 못했다는 게 더 정확한 말이다. 그래서 망설이고 고민하다 아이들을 봤더니 아이들은 너무나도 빠른 세상의 변화 속에 그 폭풍을 직접 몸으로 견뎌내고 있다. 어른들은 아직 방향도 잡지 못했는데 말이다.

지난 15년간 양육자와 교사들을 만날 때마다 아이들을 위해 이제는 냉철하게 세상을 보고 성교육을 해야 한다고 말했다. 우리가 살아온 시대와는 다르게 생각하고 행동해야 한다고 목이 터져라 이야기했다. 그러나 여전히 망설이고 있는 어른들이 많다.

이제는 진짜 마지막 기회일지 모른다. 아이들은 어른들의 망설임을 기다릴 수 있는 상황이 아니다. 세상은 급류에 휩쓸리듯 빠르게 변하고 있다. 인간의 편의를 위해 개발된 AI는 점점 인간과 비슷해지고, 이제는 인간을 넘어서려고 기회를 엿보고 있다. 인간이 중심을 잡고 준비하지 않으면 AI가 인간을 컨트롤하게 될 수도 있다. 그 시작에 아이들이 볼모로 잡혀있다. 그리고 우리가 기술을 컨트롤하지 못하게 되었을 때 가장 먼저, 가장 큰 피해를 입을 사람은 우리 아이들이다.

불안하다고 이야기하는 양육자는 많지만 그 불안을 행동으로 바로 옮겨서 성교육을 시켜주거나 학교 성교육이 활성화되도록 개입하는 양육자는 많지 않다. 걱정만 하고 아무 것도 하지 않으면 세상은 바뀌지 않고, 바뀌지 않는 세상에서 아이들을 지켜낼 수는 없다.

이제 더 이상 물러설 곳이 없다. 아이들을 지켜내기 위해 우리는 움직여야 한다. 양육자로서 어른으로서 우리가 무엇을 할 수 있을지 계속해서 관심을 갖고 전문가들과 긴밀히 대화하고 움직여야 한다.

부디 우리 아이들이 기술에 먹히지 않도록, 우리 사회와 어른들을 믿고 건강하고 용감하게 클 수 있도록 최선을 다해 사회를 변화시키고 새롭게 만들어가야 한다. 부디 부모로서, 어른으로서의 사명감을 가지고 세상을 바꾸어야 한다.

나도 부모로서, 어른으로, 전문가로서의 사명감을 가지고 동료 양육자들의 옆에 변함없이 함께 할 것이다. 그러니 아이들을 위해 지금보다 더 좋은 세상을 함께 만들어가기를 간절한 마음으로 바란다.

   늘 믿고 응원해주는 가족들과 자주스쿨 식구들, 우리를 믿고 이끌어주시는 라온북 소장님께 감사와 존경의 마음을 전한다. 그리고 책을 쓰는 내내 나와 함께하며 더욱 간절한 마음을 느끼게 해준 나의 아가들에게 사랑을 보낸다.

2024년 9월
선물 같은 성을 전하는 성컨문가
김 민 영